SVEN SOMMER

Homöopathie ab 50

THEORIE

PRAXIS

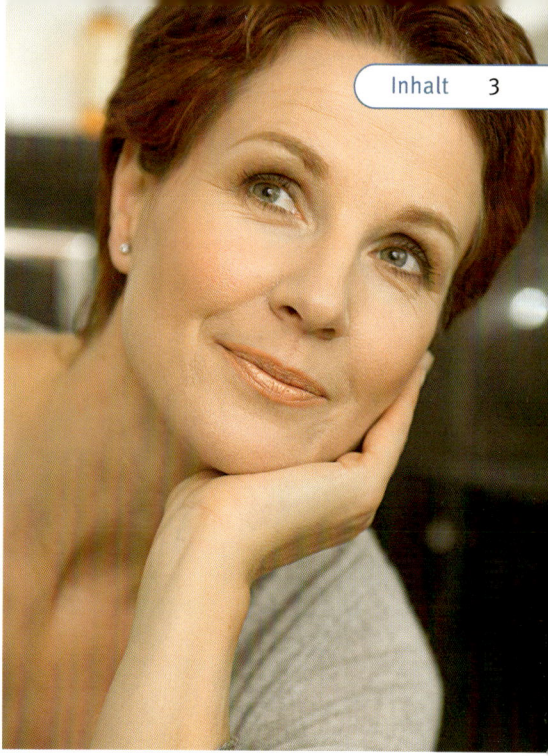

SERVICE

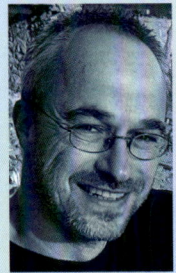

Sven Sommer studierte zunächst in Heidelberg Chemie, bevor er sich der Naturheilkunde zuwandte und Heilpraktiker wurde. Seit 1992 arbeitet der Absolvent der renommierten Heilpraktikerschule Josef Angerer in München in eigener Praxis; seine Schwerpunkte sind die klassische Homöopathie, die Bach-Blüten-Therapie und die Akupunktur. Studienreisen an die Universitätsklinik von Chengdu in China sowie der Besuch namhafter Homöopathie-Kliniken in Indien haben sein Wissen vertieft.

Sven Sommer hat mittlerweile zehn Bücher über Homöopathie geschrieben, darunter den »GU Kompass Homöopathie für Kinder« sowie die Bestseller »GU Kompass Homöopathie« und »Der große GU Kompass Homöopathie«. Seine Bücher sind in mehr als 15 Ländern erschienen und wurden über eine Million Mal verkauft.

Der Autor lebt mit Tochter und Lebensgefährtin teils in Oxford, England, und teils auf Ibiza, Spanien. Mehr über ihn, seine Bücher sowie über homöopathische Taschenapotheken zu seinen Büchern finden Sie auf seiner Website: www.svensommer.com.

EIN WORT ZUVOR

Wir Deutschen leben immer länger und viele haben das Glück, bis ins hohe Alter gesund und fit zu bleiben. Doch mit zunehmendem Alter steigt leider auch das Risiko, an einer Vielzahl von Leiden und Gebrechen zu erkranken. Vor allem Herz-Kreislauf-Erkrankungen, Stoffwechselstörungen, Demenz und Krebs gehören zu den typischen Krankheiten des fortgeschrittenen Alters. Altersbeschwerden neigen dazu, chronisch zu werden. Aus diesem Grund verlassen viele ältere Patienten die Praxis ihres Hausarztes mit einer ganzen Palette an Medikamenten mit zum Teil gravierenden Neben- und Wechselwirkungen. Nun sind die chronischen Beschwerden aber sicherlich keine Domäne der Schulmedizin, sondern eher die Stärke der Naturheilkunde. Vor allem in der Homöopathie liegt die Kraft, die Gesundheit bis ins hohe Alter zu erhalten. Bestes Beispiel ist der Altmeister der Homöopathie – Samuel Hahnemann – selbst. Hahnemann wurde bereits vor gut zwei Jahrhunderten stolze 88 Jahre alt. Dabei lag die durchschnittliche Lebenserwartung zur damaligen Zeit bei etwa 50 Jahren, das heißt, er war schon fast ein Methusalem. Und was für einer! Bis ganz zum Schluss erfreute sich Hahnemann robustester Gesundheit, die es ihm nicht nur erlaubte, mit 80 Jahren eine deutlich jüngere Frau zu heiraten und mit ihr ins aufregende Paris zu ziehen, sondern dort auch noch eine erfolgreiche Praxis aufzubauen, Schüler auszubilden und Ruhm, Ansehen sowie das reiche kulturelle Angebot dieser Weltstadt zu genießen. Wer von uns, darf man sicherlich nicht unberechtigt fragen, würde nicht auch gerne auf diese oder ähnliche Art und Weise alt werden?

Mit diesem Buch möchte ich Ihnen die Möglichkeit geben, den »Methusalem-Effekt« der Homöopathie einmal selbst kennen zu lernen und am eigenen Leib zu erproben und zu erfahren.

Ihr Sven Sommer

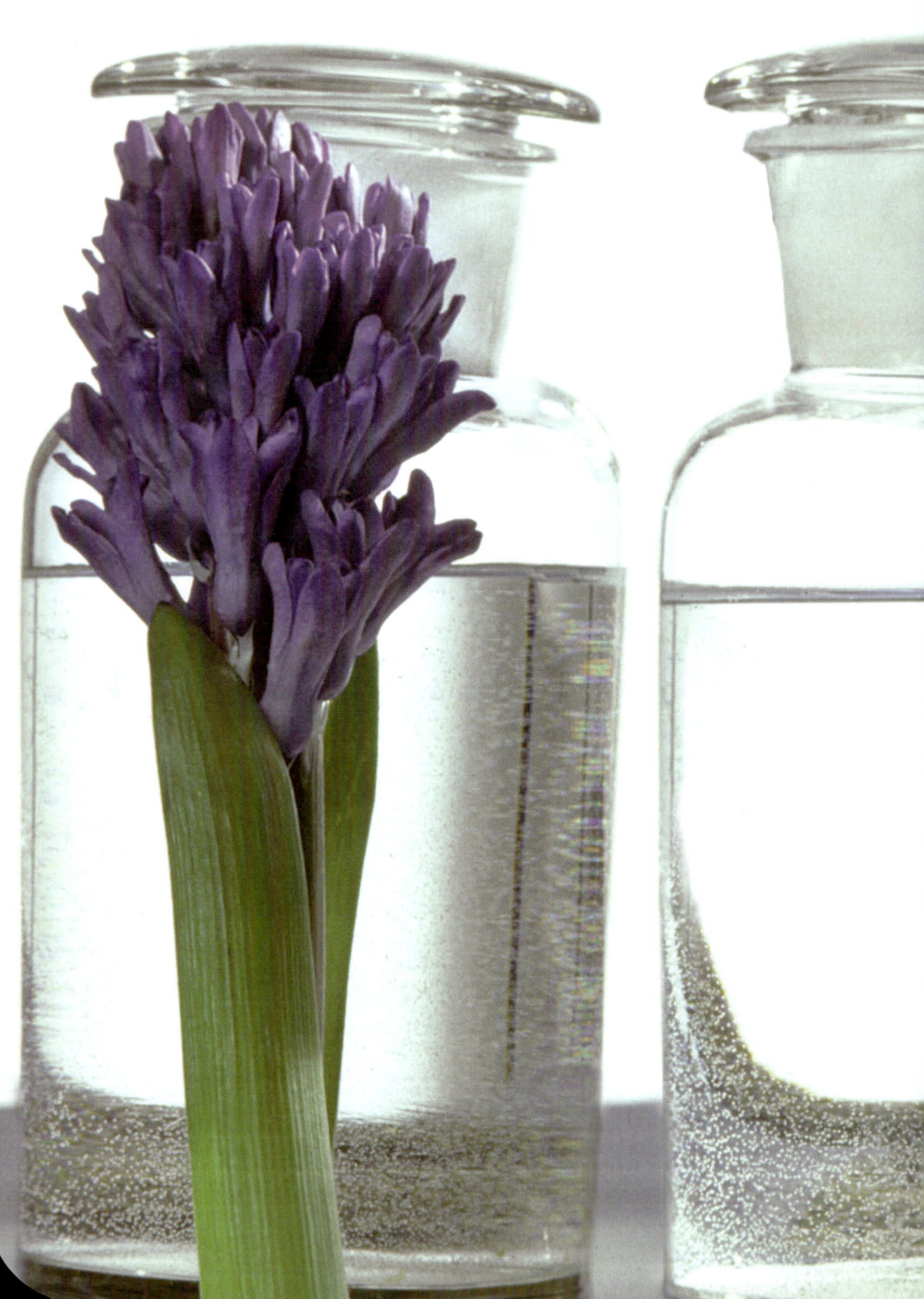

HEILEN MIT HOMÖOPATHIE – GRUNDLAGEN UND PRINZIPIEN

Seit über 200 Jahren verhilft die Homöopathie zahlreichen Menschen zu dauerhafter und stabiler Gesundheit bis ins hohe Alter.

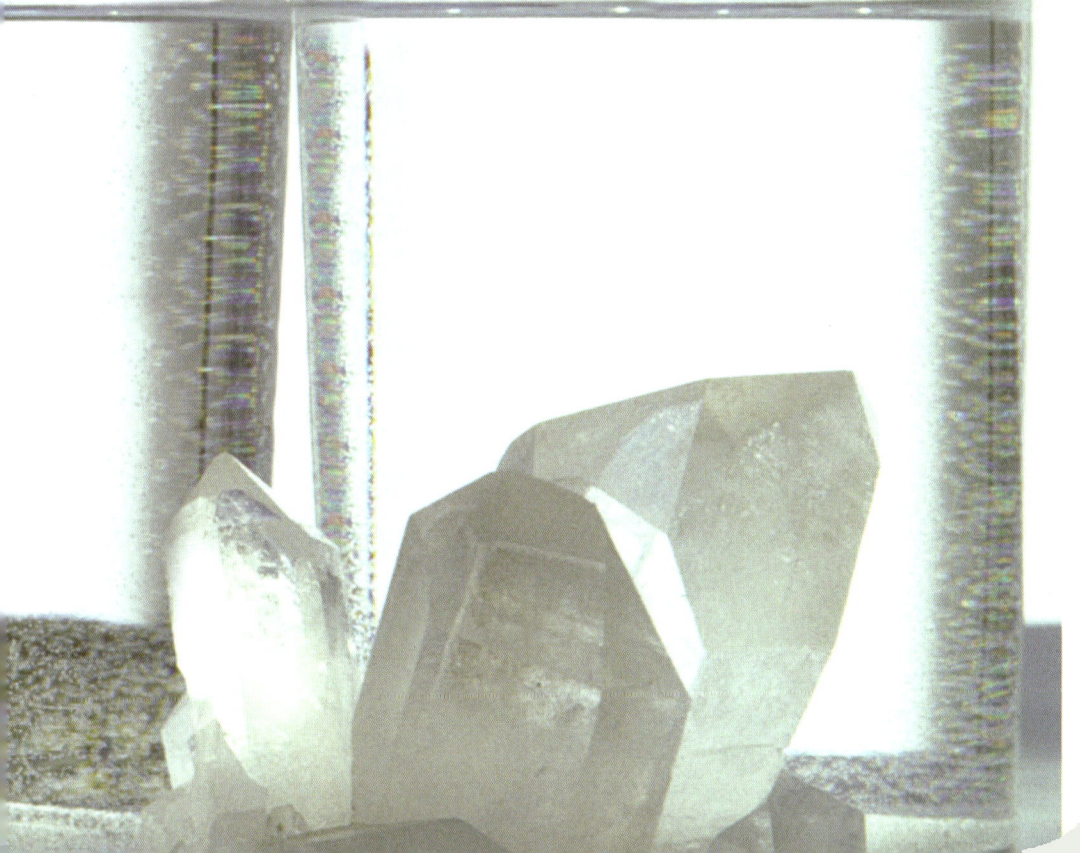

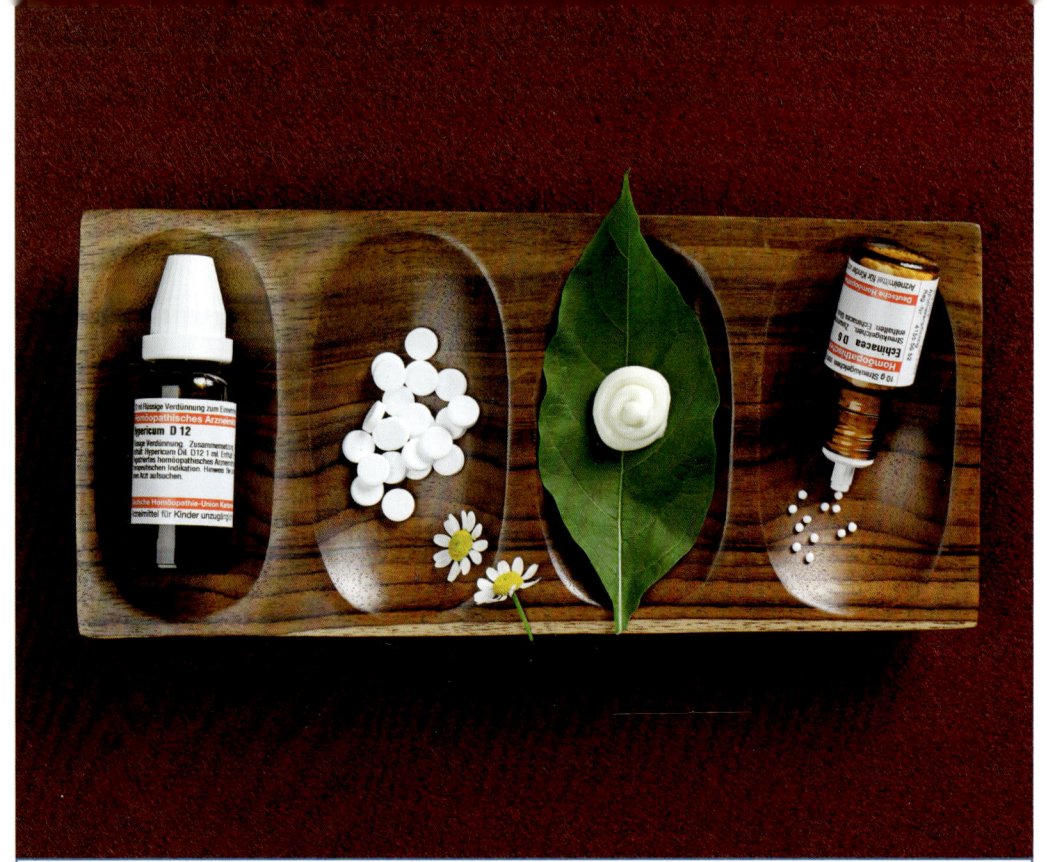

Einführung in
die Homöopathie

IDEAL DER HEILUNG
Für Hahnemann bestand
das Ideal der Heilung in
der schnellen, sanften und
dauerhaften Wiederher-
stellung der Gesundheit.

Die Heilmethode der klassischen Homöopathie geht auf den
deutschen Arzt Christian Samuel Hahnemann (1755–1843) zurück. Als kritischer Geist seiner Zeit nahm der junge Hahnemann
Anstoß an den damals üblichen Praktiken seiner Berufskollegen.
Das ärztliche Versprechen »primo nihil nocere«, »zuerst einmal
keinen Schaden zuzufügen«, stand für Hahnemann in krassem
Gegensatz zum Handeln der damaligen Ärzteschaft. Statt die Patienten zu heilen und ihnen zu Gesundheit zu verhelfen, beför-

derten sie viele von ihnen mittels exzessiver Aderlässe, brutaler Brech- und Abführkuren sowie mit hochgiftigen Quecksilber-, Blei- und Arsenpräparaten frühzeitig ins Jenseits.

Geschichte der Homöopathie

Frustriert von der Ignoranz seiner Zeitgenossen, hielt Hahnemann sich und seine Familie mit Übersetzungen über Wasser, bis er eines Tages – angeregt durch die Übersetzung des englischen Kräuterkundigen Dr. Cullen im Jahre 1790 auf eine neue Therapieform stieß, die er Jahre später »Homöopathie« nannte – ein Begriff, der sich aus zwei griechischen Wörtern zusammensetzt: »homeon« (ähnlich) und »pathos« (Leid), was so viel bedeutet wie »ähnlich dem Leiden«.

In der fraglichen Übersetzung ging es um die Wirkung der Chinarinde bei Malaria. Im Selbstversuch stellte Hahnemann fest, dass die Einnahme der Chinarinde beim gesunden Menschen Symptome auslöst, die er von der Malaria kannte, wie Wechselfieber und starker Schüttelfrost. Daraus schloss der ambitionierte Mediziner, dass »Ähnliches mit Ähnlichem« geheilt werden könne. Das von ihm aufgestellte Ähnlichkeitsprinzip »similia similibus curentur« war geboren. Seit dieser Zeit unternahm Hahnemann zahlreiche Versuche zur Bekräftigung seiner Entdeckung und forschte über viele Jahre, bis er 1796 mit seiner Heilmethode an die Öffentlichkeit trat. Hahnemann war es gelungen, mit einer minimalen Dosis einer bestimmten Substanz Beschwerden zu heilen, die, in großer Menge verabreicht, toxisch gewesen wäre, zum Beispiel Arsen: In großer Dosis, also als Gift, wurde es früher gerne eingesetzt, um unliebsame Tanten aus dem Weg zu räumen. In kleinsten Mengen dagegen besitzt es eine kräftigende Wirkung, ja, es könnte sich eventuell sogar als lebensnotwendiges Spurenelement erweisen. Tierversuche zeigen zudem, wie homöopathische Kleinstmengen von Arsen Tiere schützen können, die durch große Mengen des gleichen Stoffes vergiftet worden sind, indem das Homöopathikum die Entgiftung des Organismus über die Nieren anregt. Voraussetzung für die Wirkung ist aber stets das Ähnlichkeitsprinzip!

EIN UNIVERSALGENIE
Bereits im Alter von 24 Jahren beherrschte Hahnemann sieben Sprachen, er war zur damaligen Zeit ein angesehener Übersetzer.

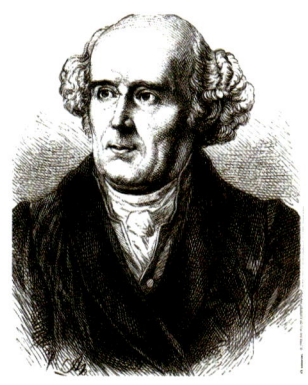

Grundsätze der Homöopathie

Homöopathika wirken vollkommen anders als die sonst üblichen Medikamente. Während chemische Präparate dem Körper in aller Regel bestimmte Zustände aufzwingen oder gezielt Funktionen unterdrücken, versucht die Homöopathie, körpereigene Prozesse zu regulieren und damit die Selbstheilungskräfte anzuregen. Zu welch erstaunlichen Leistungen die von Hahnemann oft zitierte »Lebenskraft« – heute würde man vom Immunsystem sprechen – in der Lage ist, dafür geben viele Berichte Zeugnis, bei denen »nur« der Glaube an einen Therapeuten, eine bestimmte Medizin, einen Gott oder Heiligen todkranke oder schwerstbehinderte Menschen genesen ließ. Man denke nur an die phänomenalen Leistungen unseres Immunsystems, das uns tagtäglich vor vielen krankmachenden Fremdeinflüssen schützt. Ein gut funktionierendes Immunsystem schützt selbst vor Krebs. Warum der eine krank wird und der andere nicht, hängt somit zum größten Teil von seiner »Lebenskraft« ab. Und genau darauf zielt die Homöopathie ab: eine Stärkung des Immunsystems und damit der »Lebenskraft«.

Die Therapie basiert dabei auf drei Säulen: dem Ähnlichkeitsprinzip, dem Potenzieren und der individuellen Behandlung.

Das Ähnlichkeitsprinzip

»Similia similibus curentur« – Ähnliches möge mit Ähnlichem geheilt werden, so lautet das Ähnlichkeitsprinzip. Es ist elementar für die homöopathische Heilweise. In der modernen Wissenschaft erklärt man es sich damit, dass die Homöopathie einen Umkehreffekt in der Biologie ausnützt, bei dem eine sehr kleine Menge einer bestimmten Substanz den umgekehrten Effekt zeigt wie eine starke oder toxische Menge derselben Substanz. Schon die Menschen im alten Rom wussten davon und haben versucht, sich auf diese Weise vor dem Giftmord zu schützen. Auch Impfungen, Desensibilisierungsverfahren sowie die Entwicklung von Gegengiften bei Schlangenbissen basieren auf diesem Prinzip.

Zwei klassische Beispiele sollen das Ähnlichkeitsprinzip in der Homöopathie verdeutlichen: Der Stich einer Biene führt zu einer allergisch-entzündlichen Reaktion, die hauptsächlich durch eine

IN BESTER TRADITION
Bereits der griechische Arzt Hippokrates (460–377 v. Chr.) und später Paracelsus (1493–1541) beschrieben in ihren Schriften erste Ansätze zum Ähnlichkeitsgesetz.

blassrote Schwellung an der Einstichstelle sowie durch stechende Schmerzen charakterisiert ist. Kalte Anwendungen bessern die Beschwerden. Finden sich nun in einem Krankheitsfall ganz ähnliche Symptome, also eine entzündliche oder allergische Schwellung, stechende Schmerzen und Besserung durch kalte Anwendungen, so wird in der Homöopathie »Apis«, eine homöopathische Herstellung der Biene, in hoher Verdünnung eingesetzt, und zwar ganz egal, ob es sich dabei um eine Gelenkentzündung, eine Halsentzündung, eine allergische Reaktion auf Insektenstiche oder um einen Bienenstich handelt.

Die meisten von Ihnen kennen sicher das Gefühl nach übermäßigem Kaffeegenuss: Man ist hellwach, aufgedreht, unruhig, hibbelig. An Schlaf ist nicht zu denken, unter anderem deshalb, weil zu viele Gedanken im Kopf kreisen, die einen nicht zur Ruhe kommen lassen. Finden sich also Unruhezustände und Schlaflosigkeit, die an einen ähnlichen Zustand wie nach dem Kaffeetrinken erinnern, dann setzt man in der Homöopathie »Coffea« ein, ein homöopathisches Mittel, das aus der Kaffeebohne hergestellt wird.

In der Homöopathie wird somit in jedem behandlungsbedürftigen Krankheitsfall nach einem Mittel gesucht, das in der Lage ist, ganz ähnliche Symptome hervorzubringen, die allerdings etwas stärker sein sollten, als die der Krankheit selbst.

Das Potenzieren

An den gerade beschriebenen Beispielen wird deutlich, wie wichtig es ist, homöopathische Mittel zu verdünnen. Würde man einem Menschen mit Einschlafstörungen eine Tasse starken Kaffee verabreichen, so wäre ihm sicherlich nicht geholfen. Hier kommt der schon erwähnte Umkehreffekt zum Tragen: Eine Minimaldosis hat offensichtlich die umgekehrte Wirkung, die die gleiche Substanz, beispielsweise der Kaffee, im unverdünnten Zustand hätte. Hahnemann hatte dieses Prinzip sehr schnell erkannt und begann daraufhin, seine Mittel verdünnt abzugeben. Besonders einleuchtend ist dies bei den vielen giftigen Substanzen, die in der Homöopathie verwendet werden, wie die Tollkirsche (Belladonna), der Fliegenpilz (Agaricus) oder Arsen (Arsenicum album).

Viele Jahre nach der Entdeckung der Homöopathie begann Hahnemann damit, die homöopathischen Mittel nicht nur zu verdünnen, sondern diese anschließend auch zu verschütteln. Dabei wird das Mittel nach jeder Verdünnungsstufe kräftig von Hand verschüttelt. Anstatt einer zunehmenden Abschwächung der Wirkung, wie man dies erst einmal vermuten würde, werden die Mittel immer wirksamer, also potenter. Daher nannte Hahnemann diesen Vorgang »potenzieren«.

Physikalisch betrachtet wird während des Verdünnens Energie aufgebracht und man vermutet heute, dass dabei die biophysikalische Information einer Substanz mittels elektromagnetischer Felder auf eine Trägersubstanz, z. B. Wasser, übertragen wird.

Damit wird die Homöopathie zu einer bisher einzigartigen Therapieform. Mit jedem weiteren Verdünnungsschritt verlässt sie mehr und mehr die biochemische Ebene, um auf den Organismus Einfluss zu nehmen, und fängt an, gezielt auf biophysikalischer Ebene zu wirken. Der riesige Vorteil: Herkömmliche Nebenwirkungen treten in der Homöopathie somit kaum auf!

Wie wird potenziert?
Beim Potenzieren wird der Ausgangsstoff mit einer flüssigen Trägersubstanz (Wasser, Alkohol) verschüttelt oder mit einer festen (Milchzucker) verrieben. Am häufigsten werden die C- und D-Potenzen verwendet. »C« oder »Centesimal« steht für ein Verdünnungsverhältnis von 1:100, bei den »D«- oder »Dezimal«-Potenzen ist das Verdünnungsverhältnis 1:10. Um eine Potenz D6 herzustellen, wird ein Teil der Ausgangssubstanz mit neun Teilen Trägersubstanz verdünnt und danach kräftig verschüttelt oder verrieben. Man erhält die Potenz D1. Für eine D6 wird dieser Vorgang weitere fünfmal wiederholt.

Neben diesen gängigen Potenzen empfahl Hahnemann in späteren Jahren zudem die LM- oder Q-Potenzen, die insbesondere bei langwierigen und chronischen Behandlungen angewendet werden. Diese wirken noch tiefer und vor allem noch sanfter. Sie eignen sich jedoch nicht zur Selbstbehandlung, ebenso wie die Hochpotenzen ab der D oder C30.

Die ganzheitliche, individuelle Behandlung

Damit ein homöopathisches Mittel wirkt, muss es zu den Symptomen des Patienten passen und es muss zudem potenziert sein. Um nun das beste Mittel für einen bestimmten Patienten zu finden, wird anhand seines Krankheitsbildes das Homöopathikum mit dem ähnlichsten Arzneimittelbild gesucht.

Schon alleine aus diesem Grund geht der homöopathische Behandler sehr genau auf die Symptomatik seiner Patienten ein. Dabei interessiert er sich bis ins kleinste Detail für die verschiedenen Krankheitszustände. Besondere Aufmerksamkeit richtet er auf seltsame und ungewöhnliche Beschwerden wie beispielsweise brennende Schmerzen, die durch warme Getränke gelindert werden oder ein Kloßgefühl im Hals, das sich durch Leerschlucken verschlechtert, beim Essen jedoch besser wird. Zudem weiß man in der Homöopathie seit Anbeginn über die enge Vernetzung zwischen Körper und Psyche bestens Bescheid.

Arzneimittelsuche und -prüfung

Die Arzneimittelprüfung ist ein weiterer wichtiger Baustein in der Homöopathie. Seit Hahnemann haben Homöopathen immer wieder neue Substanzen untersucht und geprüft. Dabei wird jeder neue Stoff einer Reihe gesunder Testpersonen so lange verabreicht, bis diese Befindensstörungen und Krankheitssymptome entwickeln. Die einzelnen Symptome werden sorgfältig katalogi-

---

DIE DREI SÄULEN DER HOMÖOPATHIE

> Ähnlichkeitsprinzip: Eine Substanz, die bestimmte Krankheitssymptome an einem gesunden Menschen hervorruft, kann zur Behandlung bei einem Kranken verwendet werden, der sehr ähnliche Symptome aufweist.

> Potenzieren: Um ungewollte Nebenwirkungen zu vermeiden und die Heilwirkung einer Substanz zu verstärken, werden die Ausgangsstoffe auf spezielle Weise verdünnt und verschüttelt.

> Individuelle Behandlung: Die Homöopathie behandelt nicht nur die Krankheit, sondern den ganzen Menschen individuell nach seiner ihm eigenen Symptomatik.

siert und ausgewertet. Zusammen mit klinischen Beobachtungen – das sind Erfahrungen aus der Anwendung der Substanz beim Kranken – und toxikologischen Erkenntnissen ergeben sie das Arzneimittelbild, das dem Behandler als Grundlage zur Mittelfindung dient. Die einzelnen Arzneimittelbilder werden in einem umfangreichen Kompendium zusammengefasst, der Materia Medica.

Homöopathie und Impfung – dasselbe Wirkprinzip

BEISPIEL FÜR DAS ÄHNLICHKEITSGESETZ
Bei der Pockenimpfung wurden den Patienten abgeschwächte Erreger der Kuhpocken verabreicht, worauf der Organismus Antikörper gegen die Menschenpocken entwickelte.

Mit dem englischen Arzt und Vater der Impfung Edward Jenner hatte Hahnemann so manches gemein: Beide gaben im Jahre 1796 ihre Erkenntnisse zum Ähnlichkeitsprinzip bekannt – Hahnemann mit der Homöopathie, Jenner mit der Immunisierung durch die Pockenimpfung. Letztere ist ein wunderbares Beispiel für das homöopathische Ähnlichkeitsprinzip. Und trotzdem hat die Homöopathie fast 200 Jahre lang ein Aschenputteldasein im Schatten der Schulmedizin gefristet, während die Immunisierung durch Impfung nach wie vor als eine der größten Errungenschaften der Medizin bejubelt wird. Der Grund dafür dürfte vorwiegend in den hohen Verdünnungen liegen, die in der Homöopathie verwendet werden. Dies war und ist den meisten Wissenschaftlern zu wenig an Substanz und somit taten sie die homöopathischen Mittel als unwirksam ab. Mögliche Wirkungen wurden als bloße Einbildung oder auch als Placeboeffekt abgetan, sprich als Wirkung eines Medikaments ohne nachweisbaren Inhaltsstoff. Somit galt und gilt die Homöopathie vielfach als Heil-

WIRKSAMKEIT TROTZ HOHER VERDÜNNUNG

Ab der C12 beziehungsweise der D23 enthalten die potenzierten Arzneimittel kein Molekül der Ausgangssubstanz mehr. Es ist lediglich die Information des Heilmittels vorhanden, welche jedoch chemisch nicht nachgewiesen werden kann – daher die Skepsis aus den Reihen der Kritiker. Und dennoch wirken Homöopathika – je stärker verdünnt, desto tiefer und nachhaltiger.

methode ohne nachweisbaren Nutzen, die aber zumindest keine Nebenwirkungen nach sich zieht.

Impfung: wirksam, aber reich an Nebenwirkungen

Im Gegensatz zu seinem Zeitgenossen Hahnemann war Edward Jenner weniger zimperlich. Er impfte einen Jungen und infizierte ihn kurze Zeit später mit den Pocken. Der Junge vertrug die Impfung und wurde nicht krank. Jenners Sohn und viele andere Impflinge hatten dagegen weniger Glück, denn der Impfstoff war reich an Nebenwirkungen. Vom Vater eigenhändig geimpft, wurde Jenners Kind geisteskrank und starb noch in jungen Jahren, was Jenner dazu veranlasst haben soll, seine Erfindung auf dem Sterbebett in Frage zu stellen. Dennoch dürfte es ihm gelungen sein, die Pocken durch seine Impfung auszurotten. Ihre Wirksamkeit bestätigt somit auch die Richtigkeit des homöopathischen Ähnlichkeitsprinzips. Doch anders als die hochverdünnten Homöopathika war sie mit vielen zum Teil gravierenden gesundheitlichen Problemen verbunden und verschwand daher zusammen mit den Pocken von der Bildfläche.

Moderne Erkenntnisse

Noch sind nicht alle Fragen zur Funktionsweise der Homöopathie geklärt. Dennoch existiert heute eine solch große Zahl an positiven Studien zur Wirksamkeit dieser bewährten Heilmethode, dass die Gesundheitsorganisation WHO plant, einen Bericht zu veröffentlichen, der die Homöopathie gleichwertig neben die Schulmedizin stellt.

Modernen Erkenntnissen nach könnte die Wirkung der homöopathischen Mittel an den Zellrezeptoren ansetzen. Diese sind nötig, damit unsere Zellen harmonisch im Verband mit anderen Zellen sowie mit dem Rest des Körpers zusammenarbeiten. Über Rezeptoren gelangen Informationen und Signalstoffe von außen in und an die Zelle, die dann bestimmte Funktionen in ihr auslösen. Nun können sich diese Rezeptoren vermehren, womit eine Sensibilisierung bis hin zur Hypersensibilität erreicht wird. Oder sie nehmen ab, wodurch die Zelle immer weniger dazu in der

Lage ist, auf eine bestimmte Funktion von außen zu reagieren. Dabei gilt nicht: Je stärker der Signalstoff, desto stärker die Reaktion; sondern umgekehrt: Kleine Reize stimulieren, große Reize dagegen hemmen eine Funktion. Beim Altersdiabetes (Typ 2) ist die Zelle beispielsweise unsensibel für Insulin geworden. Sie verliert ihre Fähigkeit, Zucker aufzunehmen. Dieser bleibt im Blut und führt zur Erhöhung des Blutzuckerspiegels. Typischerweise nimmt die Anzahl der Rezeptoren ab, wenn die Zelle andauernd mit derselben Information bombardiert wird. Es tritt eine Art Gewöhnungseffekt ein, der letztlich zum Funktionsverlust führt. Die Folge: Die Zelle wird krank. Dabei kommt es zunächst zu einer Befindensstörung, später zu Krankheitssymptomen mit pathologisch messbaren Werten. Einer Theorie nach wirkt das homöopathische Mittel nun, indem es an einem vergleichbaren Rezeptor eine ähnliche Reaktion auslöst und damit den Gewöhnungseffekt umgeht. Und woher wissen die Homöopathen, welche Rezeptoren gestört sind? Ganz einfach: durch die Arzneimittelprüfungen am Gesunden!

HOMÖOPATHIE SORGT FÜR ORDNUNG

Homöopathische Mittel greifen regulierend in die Regelkreise des menschlichen Organismus ein und bringen wieder Ordnung in das Chaos. Die Folge ist Genesung und Heilung.

Krankheit beginnt auf biophysikalischer Ebene

Neueste Forschungen zeigen zudem, dass diese Rezeptoren nicht nur durch chemische Substanzen, sondern auch durch elektromagnetische Schwingungen beeinflusst werden können. Materieforschern zufolge verändert Wasser seine Struktur auf beliebige Art und Weise. Es kann somit Informationen von in ihm gelösten Substanzen in Form von Frequenzen speichern. Durch die spezielle Art und Weise, wie homöopathische Mittel zubereitet sind, scheint es somit möglich zu sein, die biophysikalische Information einer Substanz in der Wasser-/Alkohollösung zu speichern, die die Basis der meisten Homöopathika darstellt. Diese Information stößt nun auf einen krankhaften Zustand in der Zelle, der auch als biophysikalische Frequenz vorhanden ist. Sind sich die heilsame Information des Mittels und die pathologische Frequenz der Zelle ähnlich, kommt es zur Interferenz (Überlagerung), wodurch die gestörte Frequenz der Zelle abgemildert oder sogar aufgehoben werden kann. In der Folge normalisiert sich der Zustand der Zelle – der Mensch wird gesund. Das heißt, ab einer bestimmten Potenz wirken Homöopathika auch auf biophysikalischer Ebene, also noch bevor chemische Veränderungen stattfinden, die durch heute gängige Untersuchungen (Blutproben, Urinanalyse etc.) feststellbar sind und mittels chemischer Präparate behandelt werden können. Befindensstörungen sind aber bereits zu spüren, wenn das körpereigene Gleichgewicht auf biophysikalischer Ebene durcheinander geraten ist, also lange bevor ein Krankheitsgeschehen sich auf der biochemischen Ebene manifestiert. Das bestätigt sich immer wieder in der Praxis. Bei einem Großteil der Patienten weiß der Arzt – trotz umfangreicher Untersuchungen – oft nicht genau, worin die Ursache der Beschwerden besteht. Bei solchen Zuständen können gängige Medikamente häufig nicht helfen – die Homöopathie dagegen schon. Der Grund: Die Homöopathie hat den Menschen als Ganzes im Auge hat und berücksichtigt die Gesamtheit der individuellen Symptome; die Beschwerden müssen keinen Namen haben. Viel wichtiger als eine klinische Bezeichnung wie Blasenentzündung oder Gicht, um nur zwei Beispiele zu nennen, sind die Modalitäten, sprich das »Wie«, »Warum«, »Seit wann«, »Wodurch« und »Wo noch«. In diesen Modalitäten drückt sich die Individualität des Patienten und seiner Beschwerden aus. Diese sind die Grundlage homöopathischer Verschreibung.

Homöopathie hilft dort, wo die Schulmedizin ratlos ist

Diese Erkenntnisse haben weitreichende Konsequenzen: Beginnt nämlich ein krankhafter Prozess nicht auf biochemischer, sondern auf biophysikalischer Ebene, dann könnten in der Tat homöopathische Hochpotenzen, in denen chemisch nichts mehr von der Ausgangssubstanz enthalten ist, wirksam sein, indem sie den kranken Organismus sozusagen mit der passenden Information (als elektromagnetische Frequenz) »impfen«.
Im Gegensatz zu schulmedizinischen Medikamenten wirken Homöopathika regulierend auf den Organismus und regen damit die Selbstheilungskräfte des Körpers an.

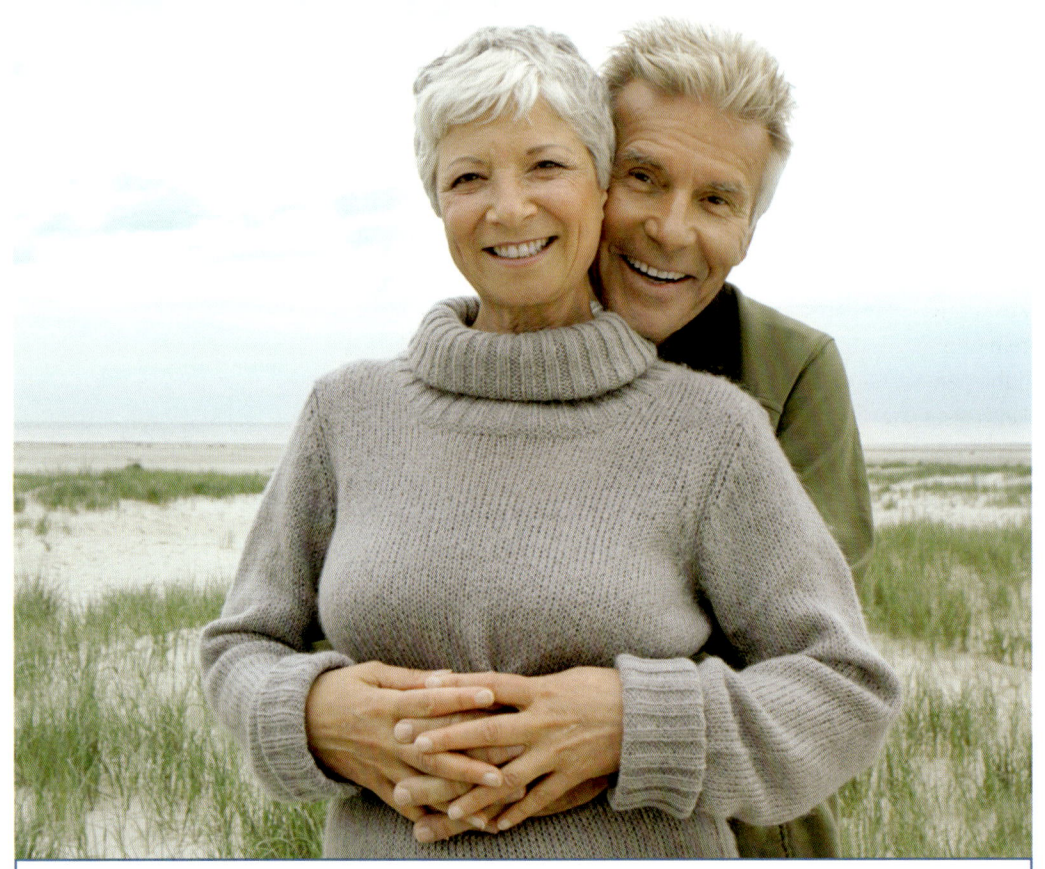

Warum Homöopathie
ab 50?

Es gibt eine gute Nachricht für die über 50-Jährigen: Demographisch betrachtet werden wir immer älter, die Lebenserwartung steigt kontinuierlich: Ein Alter von 80 oder sogar 100 Jahren ist heute durchaus möglich. In diesem Fall hätte man mit 50 gerade mal die Halbzeit erreicht! Doch nicht alles ist rosig. Denn auch die Zahl der »multimorbiden« Patienten steigt kontinuierlich an. Mit diesem unschönen Begriff fasst die Schulmedizin all diejenigen Menschen zusammen, die an mehreren schwerwiegenden Erkrankungen gleichzeitig leiden und deshalb eine Vielzahl unterschiedlicher Medikamente einnehmen müssen. Im Extremfall kommen auf den Einzelnen bis zu 60 verschiedene Substanzen zusammen. Und wer kennt sie nicht, die modernen Pillenschachteln mit ihren zahlreichen kleinen Fächern, in die die bunten Tabletten tagtäglich hineingezählt werden. Früher nur in Krankenhäusern üblich, sind sie heute fester Bestandteil vieler Haushalte. Seit der Gesundheitsreform 2004, die den Ärzten mit wenigen Ausnahmen untersagt, Naturheilmittel auf Kassenrezept zu verordnen, findet sich in diesen Fächern nahezu ausschließlich Chemie: Chemie, die voller Wechsel- und Nebenwirkungen steckt. Entsprechende Hinweise finden sich reichlich auf den Beipackzetteln, die man aufmerksam lesen sollte. Dabei bekommt der Leser bereits einen ersten Eindruck davon, wie gesund die Tabletten wirklich sind, die er täglich schlucken soll.

Und keiner hat eine Ahnung, was diese Cocktails im Körper tatsächlich anrichten, denn untersucht werden bisher ausschließlich die Auswirkungen einzelner Inhaltsstoffe auf den Organismus, nicht jedoch deren Kombination. Ja, in der Tat würde keine Arzneimittelkommission eine Tablette mit so vielen Inhaltsstoffen genehmigen – das Risiko an Neben- und Wechselwirkungen wäre viel zu hoch und nicht zu kalkulieren.

Alternativen gesucht

Ein weiteres Problem sind die »Generika«, billige Imitationen von Medikamenten, die die Kassen den hochwertigen, aber teuren Arzneimitteln aus Kostengründen immer häufiger vorziehen. Allerdings wurde festgestellt, dass ein Generikum zwar immer noch die gewünschte Hauptwirkung zeigt, das Potenzial an Neben- und Wechselwirkungen dabei jedoch wesentlich steigt. Das bedeutet: Greift man nicht noch tiefer in die Tasche des ohnehin schon gebeutelten Gesundheitswesens und bezahlt die teuren Originalpräparate, so wird

KRANK DURCH MEDIKAMENTE

Laut einer neuen Studie aus den USA sterben in den Vereinigten Staaten jährlich 800.000 Menschen an »iatrogenen« Krankheitsursachen. Damit sind ärztliche Kunstfehler gemeint. 50 Prozent der Todesfälle gehen auf das Konto von Medikamenten. Somit rangieren die iatrogenen Todesfälle in den USA an erster Stelle vor den Opfern durch Herz-Kreislauf-Erkrankungen (700.000 Tote) und denen durch Krebserkrankungen (550.000 Tote).

der multimorbide Patient noch hinfälliger und damit noch teurer für das Allgemeinwesen – außer er stirbt vorher. Hier bieten sich nebenwirkungsarme Naturheilverfahren, insbesondere die Homöopathie, als effektive und kostengünstige Alternative an. Oft erreicht man mit ihnen eine erhebliche Linderung, ja sogar Heilung der Beschwerden, ohne dass ein Risiko für Neben- und Wechselwirkungen bestünde. Gerade bei älteren Patienten, die ohne schulmedizinische Medikamente nicht auskommen, bietet sich zumindest die begleitende Behandlung mit Homöopathika an. Auf diese Weise können die Nebenwirkungen und damit auch die iatrogenen Komplikationen erheblich reduziert werden.

Mit Homöopathie gesund bis ins hohe Alter

Mit zunehmendem Alter neigen wir Menschen zur Chronifizierung diverser Krankheitszustände. Neben biologischen Prozessen und unserer nicht immer gesunden Lebensweise ist dafür nicht zuletzt die langjährige Behandlung mit schulmedizinischen Präparaten verantwortlich. Der Grund: Im Gegensatz zur Homöopathie wirken diese nicht regulierend auf den Organismus ein, sondern unterdrückend – körpereigene Ausscheidungsvorgänge werden so lange unterbunden, bis der Körper mit chronischen Leiden reagiert, weil ihm jegliches entlastende Ventil genommen wird. Bei chronischen Krankheiten ist ein dadurch unterdrücktes Immunsystem meist nicht mehr in der Lage, selbstständig eine Heilung herbeizuführen. Hier liegt die Stärke der Homöopathie: Sie besitzt die Fähigkeit, die geschwächte »Lebenskraft« anzuregen und die Selbstheilung in Gang zu bringen. Ein weiterer negativer Aspekt schulmedizinischer Präparate sind die Nebenwirkungen der Chemikalien selbst, welche nicht selten zu neuen Beschwerden führen, die wiederum mit Medikamenten bekämpft, sprich unterdrückt werden – eine verhängnisvolle Spirale setzt ein, welche die Lebensqualität mitunter erheblich einschränkt.

Naturheilverfahren und besonders die Homöopathie bieten sich hier als echte Alternativen an, um diesen Teufelskreislauf zu durchbrechen beziehungsweise ihn gar nicht erst in Gang kommen zu lassen. Durch die sanfte Regulierung von Körperfunktionen erreicht die Homöopathie eine Linderung und oftmals sogar eine Heilung zahlreicher Beschwerden ohne die Gefahr einer Unterdrückung sowie ohne unerwünschte Neben- oder Wechselwirkungen. Die Folge ist der reibungslose Ablauf sämtlicher Körperfunktionen bis ins hohe Alter – die Grundlage für anhaltende Gesundheit, Vitalität und Lebensfreude.

Natürlich sind schulmedizinische Therapien und Medikamente im Einzelfall sinnvoll, ja vielfach sogar lebensrettend. Voraussetzung ist allerdings, dass sie verantwortungsvoll eingesetzt werden, Nutzen und potentielle Nachteile müssen stets gegeneinander abgewogen und ihre Verwendung stets kritisch hinterfragt werden. In den meisten Fällen gibt es eine effektive sanfte und kostengünstigere Alternative zu allopathischen Präparaten. Aufgrund ihrer milden Wirkung und ihren geringen oder gar fehlenden Nebenwirkungen bietet sich die Homöopathie dabei wie kein anderes Heilverfahren zur eigenverantwortlichen Selbstbehandlung an.

HOMÖOPATHIE AB DER LEBENSMITTE – GIBT ES DAS?

Mit zunehmendem Alter verlaufen gängige Beschwerden wie grippale Infekte oftmals anders als in jungen Jahren. Bedingt durch den veränderten Stoffwechsel verlagern sich die Symptome – Erkrankungen werden chronisch und es kommen neue, bislang unbekannte hinzu. Die Folge ist, dass für Menschen ab der zweiten Lebenshälfte häufig andere Homöopathika in Frage kommen als für junge Menschen. Das vorliegende Buch geht auf die Behandlung von Beschwerden ein, die typisch für die zweite Lebenshälfte sind, und führt die geeigneten Mittel auf. Für die Selbstbehandlung eignen sich in erster Linie Tiefpotenzen bis zur D12, die ihre Wirkungen in ganz spezifischen organischen Bereichen entfalten. Dazu gehören z. B. das Altersherz, die Prostata, Niere und Leber sowie die Gelenke, um nur einige zu nennen. Diese Mittel können problemlos neben schulmedizinischen Präparaten eingesetzt werden und verursachen keine unerwünschte Erstreaktion, sind also auch für den medizinischen Laien zu empfehlen.

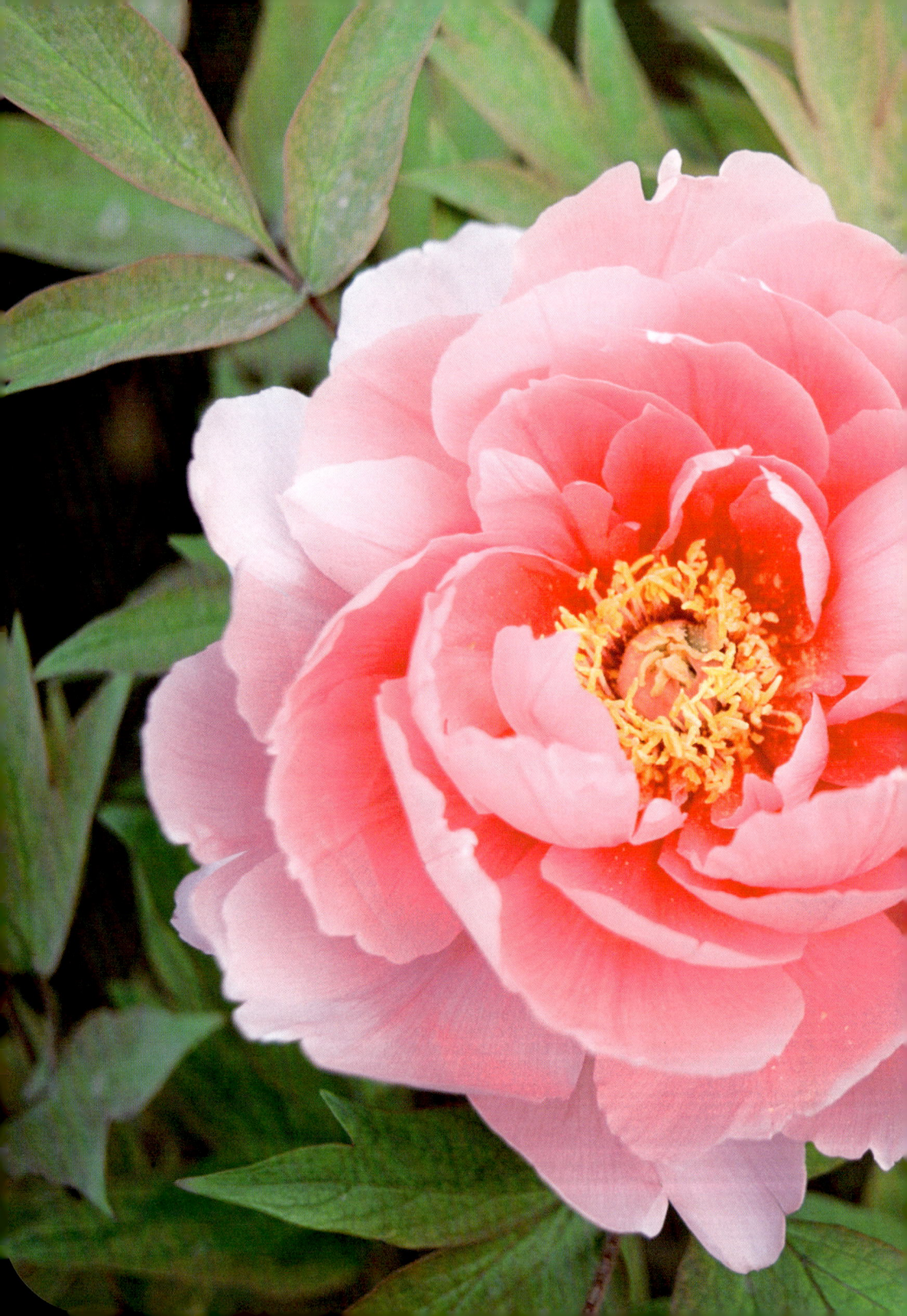

ALLTAGSBESCHWERDEN SELBST BEHANDELN

Homöopathika sind rezeptfrei in der Apotheke erhältlich. Sie eignen sich zur Behandlung einfacher und unkomplizierter akuter sowie chronischer Beschwerden.

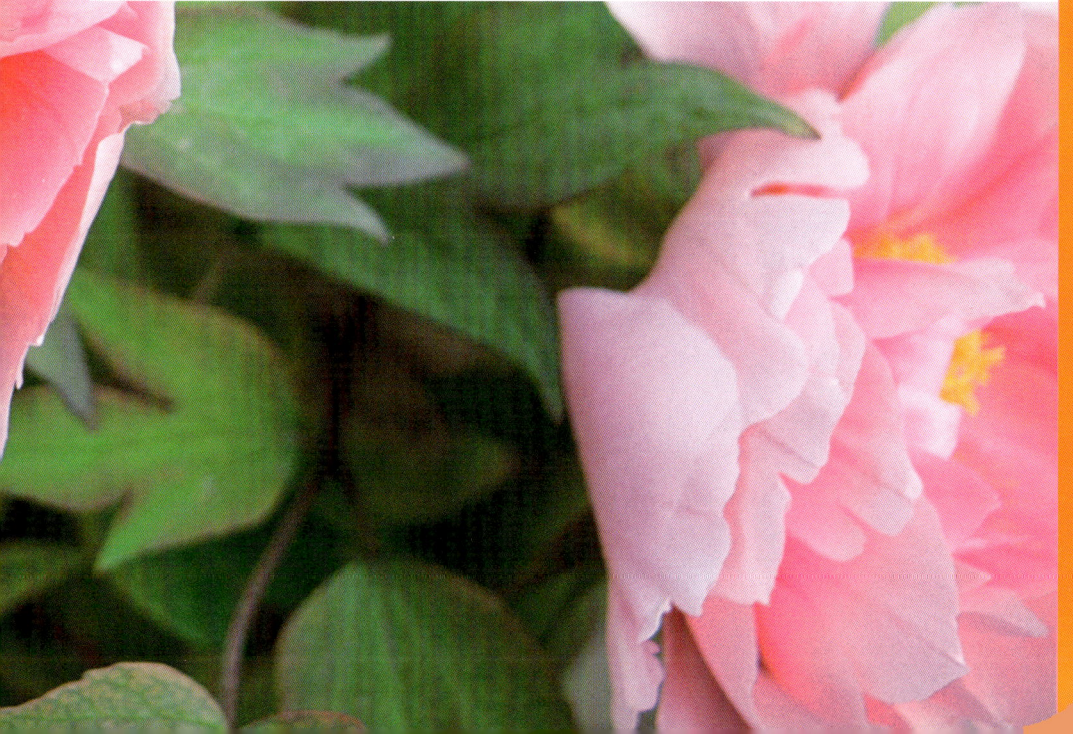

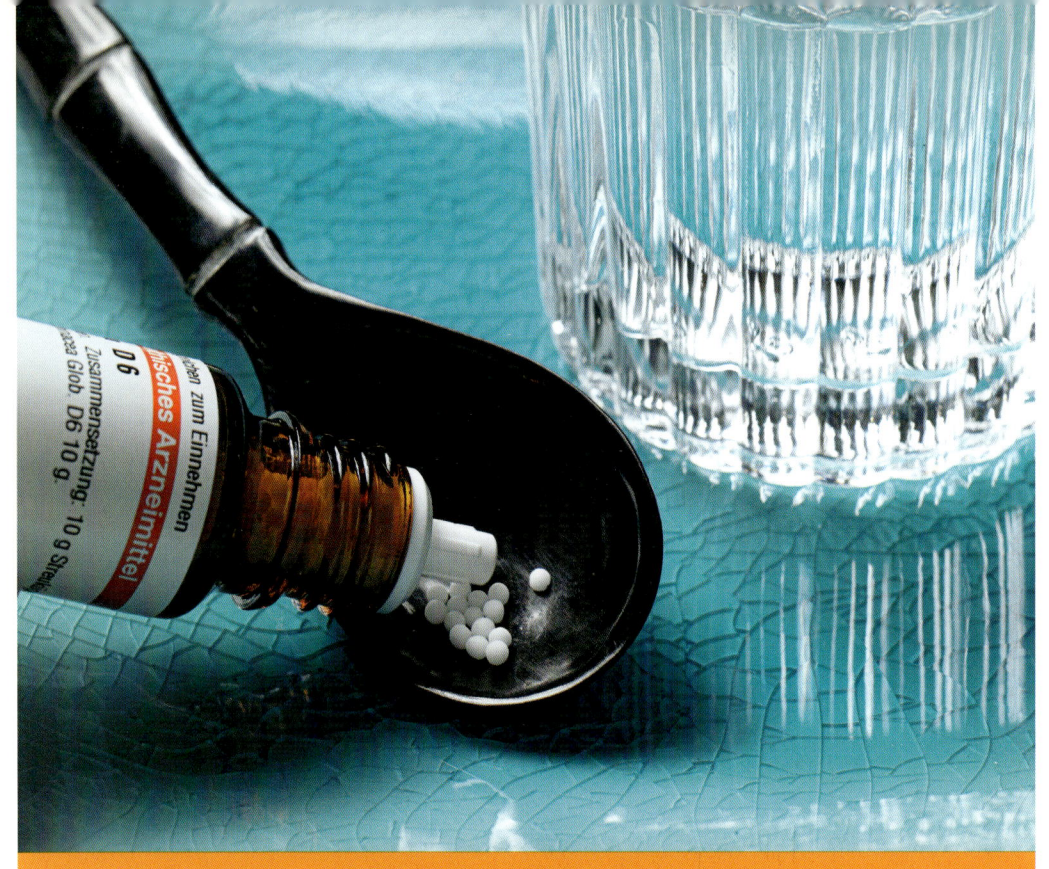

Wie wende ich
Homöopathika sicher an?

Zur Selbstbehandlung mit Homöopathie eignen sich vor allem einfache funktionelle Störungen, unkomplizierte akute Beschwerden und, nach Absprache mit dem behandelnden Arzt oder Heilpraktiker, auch bestimmte chronische Erkrankungen.

Für die große Anzahl funktioneller Beschwerden, bei denen es keinen klinischen Befund gibt, bietet sich die Homöopathie besonders an. Dazu zählen häufig Ohrensausen, Reizdarm oder Reizmagen, Kopfschmerzen, Rückenschmerzen und vieles mehr.

HEILUNG BRAUCHT ZEIT

Bei akuten Beschwerden greifen die homöopathischen Mittel schneller als bei chronischen, die vielleicht schon seit Monaten oder gar Jahren bestehen. Hier dauert es etwas länger, die »Lebenskraft« zu aktivieren.

Aber auch bei einer Vielzahl akuter Erkrankungen ist die Homöopathie sehr wirksam. Vor allem bei viralen Infekten, bei denen kein Antibiotikum hilft, leistet die Homöopathie bei richtiger Mittelwahl gute Dienste.

Nachdem die Selbstheilungskräfte im Alter und bei chronischen Beschwerden ganz allgemein nachlassen, sprechen die homöopathischen Mittel bei Älteren etwas langsamer an als bei jüngeren Menschen und bei Kindern. Dies bedeutet, dass Sie das entsprechende Mittel in diesen Fällen etwas länger einnehmen müssen, bis die Selbstregulation in Gang kommt und ihre Wirkung zeigt. Doch die Geduld zahlt sich in aller Regel aus. Sobald eine deutliche Besserung eintritt, können Sie die Einnahme des Mittels reduzieren und beim Abklingen der Beschwerden gänzlich einstellen. Ihr Körper ist nun selbst in der Lage, sich zu regulieren. Bei dieser Form der Therapie findet keine Gewöhnung statt und ein Abrutschen in chronische Krankheitsstadien sowie in die »Multimorbidität« wird vermieden – vorausgesetzt, Sie beachten einige wichtige Regeln bei der Anwendung der Mittel.

So finden Sie zum richtigen Mittel

Um Ihnen die Suche nach dem passenden Mittel und seine Anwendung so leicht wie möglich zu machen, empfehle ich Ihnen, in zwei Schritten vorzugehen:

1. Stellen Sie fest, was Ihnen fehlt

In der Homöopathie spielen Ihre Symptome und Beschwerden eine herausragende Rolle. Aus diesem Grund ist es wichtig, diese sorgfältig zu beobachten und so genau wie möglich festzuhalten.

SO GENAU WIE MÖGLICH

In der Homöopathie spricht man von Modalitäten. Diese sind wichtig, um mehrere Mittel, die beispielsweise einen starken Bezug zu Schweiß haben, voneinander abzugrenzen. Gemeint ist die »Art und Weise«, mit der ein bestimmtes Symptom in Erscheinung tritt.

Fünf Fragen, die Sie zu Ihrem Mittel führen:

> **Seit wann** besteht die Krankheit oder die Beschwerde (Tageszeit, Jahreszeit, bestimmtes Ereignis)?

> **Was** hat die Krankheit/Beschwerde möglicherweise ausgelöst (Wind, Kälte, Verkühlung, Ärger, Kummer, Klimakterium)?

> **Wo** ist die Krankheit oder Beschwerde exakt lokalisiert (bei Rückenschmerzen: im Nacken, in der Brustwirbelsäule, in der Lendenwirbelsäule, am Steißbein)?

> **Wie** fühlt sich die Beschwerde an oder **wie** sehen die Krankheitssymptome aus (stechend, pulsierend, krampfartig, rot, geschwollen, blass, plötzlich oder langsam auftretend)?

> **Was** verbessert oder verschlechtert die Krankheit/Beschwerde (Wärme – Kälte, Essen – Fasten, bestimmte Tageszeiten, Ruhe – Ablenkung)?

Neben den oben genannten fünf zentralen Fragen können auch die folgenden Fragestellungen wichtig sein:

> **Temperaturempfinden:** Besteht Fieber? Ist Ihnen heiß oder kalt? Wollen Sie im Bett aufgedeckt sein oder brauchen Sie eine Wärmflasche?

> **Absonderungen** (aus Nase, Mund, Ohr, Darm, Blase, Vagina): Wie ist das Aussehen, die Konsistenz, der Geruch der Absonderungen?

> **Schweiß:** Schwitzen Sie schwer oder leicht? Schwitzen Sie nur an bestimmten Stellen (wie Hinterkopf, Füße)? Wann schwitzen Sie (nachts, nach geringer Anstrengung)? Wie riecht der Schweiß?

> **Appetit und Durst:** Besteht Heißhunger (auf Geräuchertes, Süßes, Salziges, Eis), Abneigung gegen bestimmte Nahrungsmittel (Milch, Fett, Austern) oder Durst (auf Kaltes, Warmes, Wasser, Saft)? Besteht Appetit- oder Durstlosigkeit?

> **Zeit:** Werden die Beschwerden zu einer bestimmten Tages- oder Jahreszeit besser oder schlechter?

> **Allgemeinbefinden:** Ist dieses beeinträchtigt oder nicht? Fühlen Sie sich matt, müde, schläfrig oder unruhig, zittrig, nervös, fahrig, schlaflos?

> **Psychisches Befinden:** Sind Sie weinerlich, gereizt, unruhig, ängstlich, depressiv, schreckhaft? Wollen Sie alleine sein oder suchen Sie Gesellschaft?

2. Nun wählen Sie das passende Mittel

Suchen Sie im Beschwerdeteil ab Seite 52 oder auch im Beschwerderegister (Seite 125) nach Ihrem Problem, lesen Sie die Beschreibungen zu den einzelnen Krankheitsbildern aufmerksam durch und wählen Sie das Mittel aus, welches zu Ihrem Krankheitsfall am besten passt. Notieren Sie sich das Mittel in der angegebenen Potenz und Dosierungsempfehlung.

Sollten Sie an verschiedenen Beschwerden leiden, beispielsweise an »rheumatischen Beschwerden« und »Ohrgeräuschen«, dann schlagen Sie nacheinander die Beschwerden nach und wählen Sie jeweils das am besten passende Mittel.

Bedenken Sie, dass nicht alle Beschwerden genau so auftreten müssen, wie sie im Buch beschrieben sind. Versuchen Sie einfach das Mittel zu finden, welches die ähnlichsten Symptome zu Ihrem Krankheitsbild aufweist. Es müssen auch nicht alle Symptome eines Mittels bei Ihnen auftreten, es reicht, wenn zwei, drei Schlüsselsymptome vorhanden sind.

Ab Seite 38 werden alle in diesem Ratgeber erwähnten Mittel aufgeführt, die wichtigsten mit einer Kurzbeschreibung. Trifft eine Beschreibung auf Sie zu, dann gehört das Mittel in jedem Fall in die engere Auswahl. Je besser Sie sich und Ihre Beschwerden, das heißt, die Modalitäten Ihrer Beschwerden beobachten, desto schneller finden Sie Ihr Mittel.

Allgemein bewährt

Im Beschwerdeteil finden Sie Homöopathika, die sich bei bestimmten Krankheitsbildern bewährt haben. Das jeweilige Mittel gehört dann immer in die engere Auswahl, außer Sie finden ein anderes Mittel, dessen Symptome und Typenbeschreibung eindeutig auf Sie und Ihre Beschwerde passen. Ein allgemein bewährtes Mittel kann aber auch mit einem weiteren, spezifischen Beschwerde- oder Typenmittel kombiniert werden.

TIPP

Achten Sie darauf, ob ein Mittel, das Sie bei einer bestimmten Beschwerde herausgesucht haben, auch bei anderen Beschwerden auftaucht, und geben Sie dieser Beschreibung besonderes Augenmerk.

DARREICHUNGSFORMEN DER HOMÖOPATHISCHEN MITTEL

> **Tabletten** bestehen aus Milchzucker. Sie sind vor allem bei älteren Menschen beliebt, dürfen aber bei Laktoseintoleranz nicht verwendet werden.

> **Tropfen** eignen sich besonders für Erwachsene. Doch Vorsicht: Sie weisen einen hohen Alkoholgehalt auf.

> **Streukügelchen** oder **Globuli** sind Zuckerperlen, auf die das jeweilige Mittel aufgesprüht wurde. Sie sind bei Jung und Alt beliebt. Der Zuckergehalt ist so gering, dass er selbst für Diabetiker zu vernachlässigen ist. Die Kügelchen sind aber klein und mit zunehmendem Alter immer schwerer zu handhaben.

Einnahme – was ist zu beachten?

Haben Sie das passende Mittel gefunden, dann stellt sich als Nächstes die Frage nach der Einnahme: Wie oft muss ich das Mittel einnehmen und wie viel davon?

Die hier empfohlenen Homöopathika erhalten Sie rezeptfrei in der Apotheke. Sie sind in Form von Tabletten, Tropfen und Streukügelchen (Globuli) erhältlich.

Bei der Einnahme müssen Sie darauf achten, die Mittel etwa eine Minute lang im Mund zu behalten, denn Homöopathika werden bereits von der Mundschleimhaut aufgenommen. Damit diese frei von anderen Substanzen ist, sollten Sie zehn Minuten vor und nach der Einnahme des Mittels weder essen oder trinken noch Zähne putzen. Geben Sie das Mittel direkt auf die Zunge und verwenden Sie niemals einen Metall-, sondern einen Plastik- oder Holzlöffel, wenn Sie Globuli in Wasser auflösen und umrühren.

Die Dosierung

Da die Homöopathie den Körper zur Selbstregulation anregt, gilt folgende Grundregel bei der Dosierung der Mittel:

Je heftiger die Beschwerden, desto häufiger nehmen Sie das Mittel ein. Sobald sich Ihr Zustand deutlich bessert, reduzieren Sie die

Einnahme. Haben Sie keine Beschwerden mehr, dann setzen Sie das Mittel komplett ab.

Wie viel?
Die Menge des zu verabreichenden Mittels hängt von der jeweiligen Darreichungsform ab:
> **Tabletten:** 1 Gabe = 1 Tablette (Tabl.)
> **Tropfen:** 1 Gabe = 5 Tropfen (Tr.) – eventuell in etwas Wasser
> **Streukügelchen (Globuli):** 1 Gabe = 5 Globuli (Glob.)

Wie häufig?
Bei der Suche nach dem passenden Mittel stoßen Sie im Beschwerdeteil (ab Seite 52) neben dem Namen des Mittels und der empfohlenen Potenz auch auf einen Dosierungsvorschlag, z.B. 3-mal täglich (3× tgl.). Halten Sie sich anfangs an diese Empfehlungen. Sobald es Ihnen besser geht, nehmen Sie das Mittel nur noch 2-mal, später 1-mal täglich.

Wie lange?
Sobald die Beschwerden abgeklungen sind, können Sie davon ausgehen, dass Ihr Körper sich wieder selbst reguliert. In diesem Fall setzen Sie das Mittel ab. Nehmen Sie es nur dann wieder, wenn die alten Beschwerden erneut auftauchen.
Bei länger bestehenden oder chronischen Beschwerden empfiehlt es sich, das Mittel nicht länger als drei Wochen einzunehmen.

WICHTIG
Solange Sie Homöopathika einnehmen, sollten Sie auf Kaffee und Cola verzichten, da koffeinhaltige Getränke die Wirkung der Mittel beeinflussen können. Ähnliches gilt für stark riechende Substanzen wie ätherische Öle. Besonders menthol- und kampferhaltige Substanzen sind zu vermeiden.

WICHTIGE DOSIERUNGSANGABEN
> 1× tgl. = 1-mal täglich
> 2× Wo. = 2-mal pro Woche
> anfangs stündl. = zu Beginn wird das Mittel jede Stunde verabreicht, bei eintretender Besserung vergrößern Sie die Abstände (also alle 2, 3 oder 4 Stunden). Dann wird auf die Normaldosis umgeschwenkt, also bei der D12 2-mal täglich, bei der D6 3-mal täglich 1 Gabe.

Danach setzen Sie das Mittel für eine Woche ab. Bestehen die alten Symptome weiterhin und ergibt eine erneute Überprüfung dasselbe Homöopathikum, dann können Sie das Mittel erneut für maximal drei Wochen einnehmen.

Zusätzliche Tipps im Umgang mit den Mitteln

> Sollten auf Ihre Symptome mehrere Mittel zutreffen, dann können Sie zwei bis drei Homöopathika gleichzeitig oder im Wechsel einnehmen – im Abstand von 15 bis 30 Minuten.

> Nehmen Sie ein homöopathisches Mittel für eine länger andauernde oder chronische Beschwerde (z. B. Rheuma) und erkranken Sie währenddessen an einer akuten Beschwerde (z. B. Husten), dann setzen Sie das Langzeitmittel ab, solange Sie Homöopathika für die akute Beschwerde (hier: Husten) einnehmen. Erst nach dem Absetzen des Akutmittels nehmen Sie die Behandlung für die chronische Beschwerde (hier: Rheuma) wieder auf, sofern diese noch besteht. Überprüfen Sie, ob sich die Symptome in der Zwischenzeit verändert haben.

> Haben Sie ein homöopathisches Mittel nicht in der empfohlenen Potenz, dann können Sie es auch in einer anderen nehmen, sofern es sich nicht um eine Hochpotenz (ab C30) handelt – wie oft, hängt von der Potenz ab. Nehmen Sie eine D6 3-mal täglich, eine D12 2-mal täglich. Höhere Potenzen ab der D/C30 sollten Sie nur in Absprache mit einem erfahrenen Therapeuten einnehmen.

> Damit sie ihre Wirkung nicht verlieren, bewahren Sie die Mittel an einem dunklen, kühlen Ort auf, fern von Handy, PC, Radiowecker und Mikrowelle. Aufgrund ihrer biophysikalischen Wirkweise reagieren Homöopathika empfindlich auf starke Sonneneinstrahlung, Hitze und elektromagnetische Felder.

> In Absprache mit Ihrem Arzt, Heilpraktiker oder Apotheker können Sie homöopathische Mittel zusätzlich zu Ihren schulmedizinischen Präparaten einsetzen. Auch eine Kombination mit anderen naturheilkundlichen Verfahren ist möglich, beispielsweise die Einnahme von Homöopathika neben einer Akupunkturbehandlung.

WICHTIG

Setzen Sie auf keinen Fall ein verordnetes Medikament ohne vorherige Rücksprache mit dem behandelnden Arzt eigenmächtig ab!

Beurteilung des Behandlungsverlaufs

Als Faustregel gilt: Je heftiger und akuter der Zustand ist, desto rascher wirkt das richtig gewählte Homöopathikum. Dabei hängt die Wirkung wesentlich von der Reaktionskraft ab, Hahnemann würde von der »Lebenskraft« sprechen. Ein junger, vitaler Organismus spricht in der Regel schneller auf das passende Mittel an als der Körper eines alten, schwachen und chronisch kranken Menschen. Wie bereits erläutert, dauert die Heilung länger, wenn Sie an einer chronischen Krankheit leiden, die seit Monaten oder gar Jahren besteht. Sollten Sie mehrere Beschwerden haben, so heilen zuerst jene Beschwerden, die noch nicht so lange bestehen.

So schätzen Sie die Wirkung ein:

> Nach der Einnahme zeigt sich eine deutliche Besserung der Beschwerden und des Befindens. Meist verbessert sich zuerst das Allgemeinbefinden: Sie fühlen sich wohler, ausgeglichener und frischer. Erst dann folgt die Linderung Ihrer spezifischen körperlichen Symptome.
> **Urteil:** Das Mittel wirkt. Reduzieren Sie die Dosis und setzen Sie das Mittel nach Abklingen der Beschwerden ab.

> Nach der Einnahme spüren Sie kurzzeitig eine Besserung, doch dann werden die Beschwerden wieder schlechter.
> **Urteil:** Das Mittel wirkt nicht (mehr). Überprüfen Sie in diesem Fall, ob Ihre Symptome sich in der Zwischenzeit geändert haben. In diesem Fall müssen Sie ein neues Mittel suchen, das zu den veränderten Beschwerden passt. Es kann aber auch sein, dass Sie nicht das passende Mittel gefunden haben und dass Sie sich die anfängliche Verbesserung nur eingebildet haben. Überprüfen Sie deshalb noch einmal Ihre Mittelwahl (siehe unten). Sind die Symptome gleich geblieben und Sie finden kein passenderes Mittel, dann nehmen Sie das ursprüngliche Medikament für einen weiteren Tag. Wenn sich auch dann nichts ändert, dann suchen Sie bitte einen homöopathischen Behandler auf.

> Die Beschwerden bleiben nach der Einnahme bestehen oder werden sogar schlechter.

WICHTIG
Zögern Sie nicht, einen Homöopathen zu konsultieren, wenn Sie sich unsicher sind, wie Sie weiter verfahren sollen. Die Beurteilung möglicher Arzneimittelreaktionen bedarf einiger Erfahrung.

ERSTREAKTION ODER ERSTVERSCHLIMMERUNG

Da das homöopathische Mittel nach dem Ähnlichkeitsgesetz herausgesucht wird, kann es zu Beginn der Behandlung zu einer Reaktion, einer Art »Heilkrise« auf das Mittel kommen. Dabei verschlimmern sich die bestehenden Beschwerden.

So eine Erstreaktion ist in aller Regel ungefährlich und als positives Zeichen zu werten, bedeutet es doch, dass die körpereigenen Abwehrkräfte gegen die Krankheit vorgehen, sprich dass die »Lebenskraft« aureichend groß ist. Die hier empfohlenen tiefen und mittleren Potenzen rufen in der angegebenen Dosierung aber nur selten eine Erstreaktion hervor. Sollte es wider Erwarten doch zu einer unerwünschten Reaktion kommen, so ist diese vorübergehend und klingt in der Regel nach zwei, spätestens nach drei Tagen folgenlos ab.

Urteil: Das Mittel wirkt nicht. Überprüfen Sie Einnahme (Seite 28) und Mittelwahl (Seite 27). Setzen Sie gegebenenfalls die Arznei ab und wählen Sie anhand Ihrer individuellen Symptome und mit Hilfe dieses Ratgebers das passende Mittel. Bedenken Sie ebenfalls, dass in diesem Ratgeber nur die gängigsten der über 2000 Homöopathika aufgeführt sind. Sollten Sie also Symptome haben, die zu keinem der hier empfohlenen Mittel passen, dann wenden Sie sich bitte an Ihren Homöopathen oder Heilpraktiker.

› Nach der Einnahme des homöopathischen Mittels geht es Ihnen spürbar schlechter.

Urteil: Die Erstreaktion auf das gewählte Mittel ist zu stark (so genannte Erstverschlimmerung, siehe oben). Bei akuten Beschwerden setzen Sie das Mittel für einen halben Tag ab. Dann unternehmen Sie einen erneuten Versuch, verabreichen sich das Mittel aber nur halb so häufig wie ursprünglich empfohlen. Bei chronischen Beschwerden (z. B. Rheuma) setzen Sie die Behandlung für ein bis zwei Tage aus und nehmen das Mittel anschließend halb so oft.

Grenzen der Selbstbehandlung

Obwohl sich die Homöopathie aufgrund der geringen Gefahr von Neben- und Wechselwirkungen wie keine andere Therapieform zur Selbstbehandlung anbietet, sollten Sie nie leichtfertig mit Ihren Beschwerden umgehen.

Die größte Gefahr der Selbstbehandlung besteht darin, dass Sie es versäumen, rechtzeitig einen Arzt oder Heilpraktiker aufzusuchen. Dies gilt insbesondere für schwere und chronische Krankheiten. So werden Sie einen insulinabhängigen Diabetes niemals ausschließlich mit Homöopathika behandeln können. Das Gleiche gilt für einen akuten Notfall wie einen Herzinfarkt oder einen Schlaganfall. In beiden Fällen benötigen Sie umgehend die Hilfe eines Notarztes.

Ich empfehle die Selbstbehandlung entweder nur in den Fällen, in denen Sie aufgrund Ihrer Beschwerden noch keinen Arzt oder Heilpraktiker aufsuchen würden, beispielsweise bei Blähungen, oder aber in Fällen, in denen die Behandlung mit einem Therapeuten abgesprochen wurde, etwa bei Alterswarzen.

Suchen Sie einen Arzt oder Heilpraktiker auf:

> wenn die Krankheitssymptome bedrohlich, sehr heftig oder ungewöhnlich sind,
> wenn die Symptome trotz homöopathischer Behandlung nicht besser oder sogar anhaltend schlimmer werden,
> wenn hier eine fachliche Abklärung empfohlen wird,
> wenn Sie sich bei der Selbstbehandlung nicht sicher fühlen oder Ihr Allgemeinbefinden stark angegriffen ist sowie
> bei allen chronischen, lange anhaltenden oder wiederholt auftretenden Krankheiten oder Beschwerden.

SO VERLÄUFT DIE HEILUNG

Die Heilung verläuft stets nach bestimmten Regeln: von oben nach unten, von innen nach außen und in umgekehrter Reihenfolge des Entstehens der einzelnen Beschwerden.

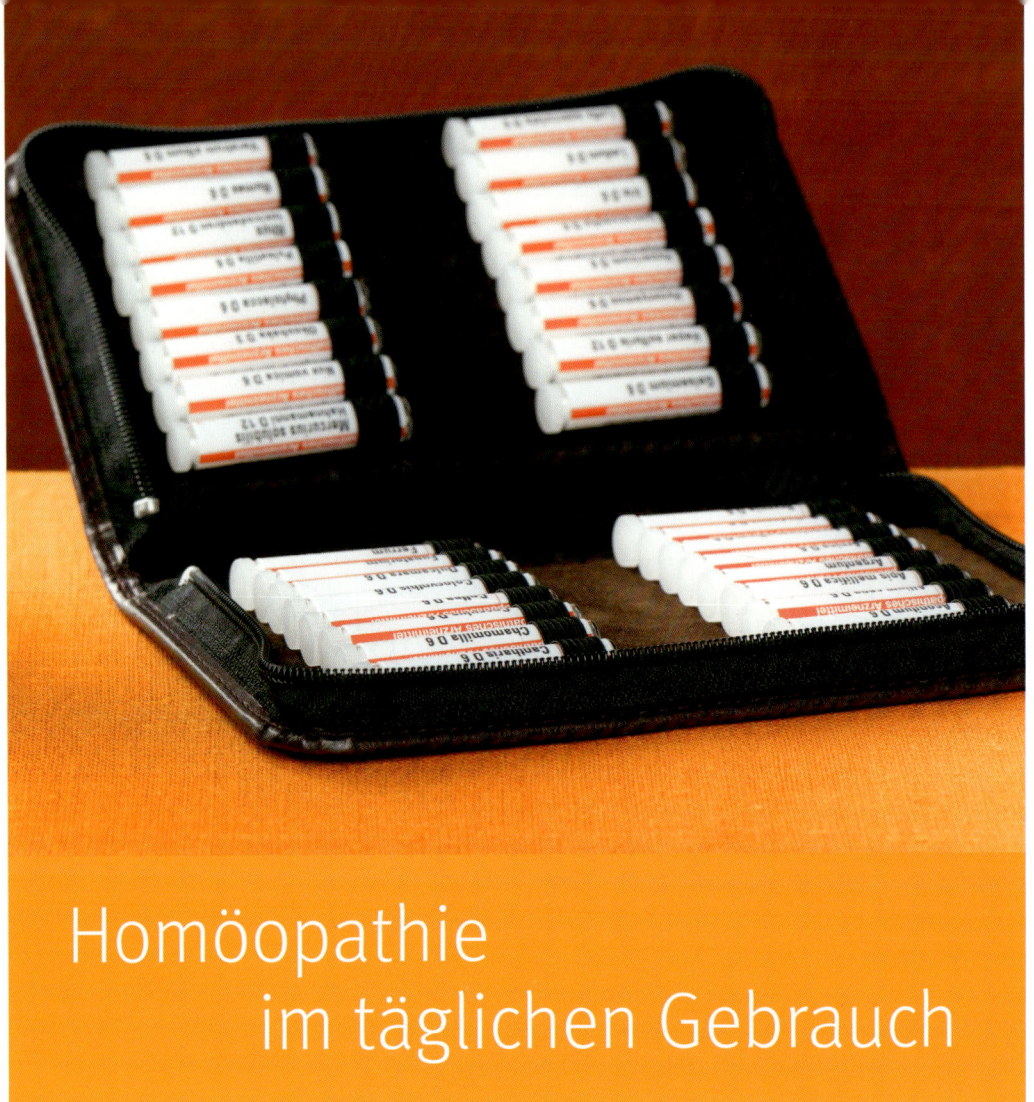

Homöopathie
im täglichen Gebrauch

Um Krankheitsprozesse frühzeitig abzufangen, ist es sinnvoll, mit der homöopathischen Behandlung nicht allzu lange zu warten. Sobald deutliche Symptome auftreten, können Sie mit der Mittelsuche beginnen. Es bietet sich folglich an, etliche wichtige Homöopathika im Haus vorrätig zu haben. Auf diese Weise sind die Mittel jederzeit einsatzbereit. Ich empfehle Ihnen, sich für den Anfang eine kleine Taschenapotheke mit mindestens neun Mitteln für die häufigsten akuten Fälle anzuschaffen.

NEUN MITTEL FÜR AKUTE FÄLLE

> **Aconitum D12** bei Schock, Folgen von Schock oder Schreck; bei hohem Fieber, Angst und Panikattacken

> **Arnica D12** bei allen Verletzungen und Unfällen

> **Arsenicum album D12** bei Brechdurchfall und leichteren Lebensmittelvergiftungen

> **Belladonna D12** bei Fieber und akuten Entzündungen

> **Gelsemium D12** bei Grippe und Kopfschmerz

> **Hypericum D12** bei Nervenverletzungen, Quetschung von Fingern und Zehen; bei Verletzungen des Steißbeins

> **Nux vomica D12** bei Übelkeit und Erbrechen durch Völlerei oder verdorbene Nahrung; bei Kater

> **Pulsatilla D12** bei Verkühlung, Blasenbeschwerden, Übelkeit durch Fett, grünem Stockschnupfen

> **Rhus toxicodendron D12** bei Verrenkung, Verstauchung und Zerrung

Zusätzlich zu diesen wichtigen homöopathischen Mitteln empfehle ich Ihnen folgende Präparate aus der Naturheilkunde:

> **Bach-Blüten-Notfalltropfen** für alle kleineren und größeren Notfälle, Panikattacken und Stress

> **Arnica-** und **Calendula-Salbe** sowie **Bach-Blüten-Notfallsalbe** zur äußerlichen Anwendung

> Je 10 ml **Hypericum-** und **Calendula-Urtinktur**

Sämtliche Präparate erhalten Sie in der Apotheke, teilweise auch in gut sortierten Naturkostläden und Reformhäusern.

Beispiele aus dem Alltag

Anhand von zwei Beispielen aus der Praxis möchte ich Ihnen zeigen, wie Sie sicher von der Beschwerde zum richtigen Mittel finden. Beide Fälle eignen sich zur Selbstbehandlung.

1. Fall: Akuter Gichtanfall

Heiner, 51 Jahre, ruft in den frühen Morgenstunden verzweifelt in der Praxis an. Er leide wieder einmal unter einem Gichtanfall, diesmal sei sein rechter großer Zeh betroffen. Am Abend zuvor sei es urplötzlich losgegangen. Innerhalb von kürzester Zeit sei

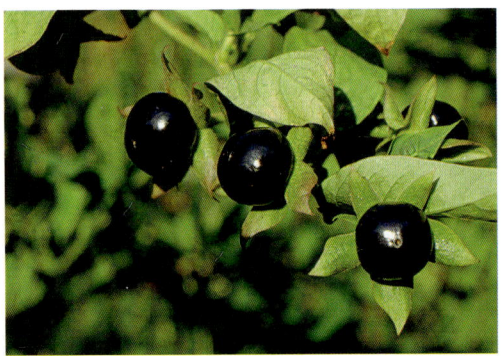

Belladonna, die Tollkirsche, ist ein wichtiges Akutmittel bei plötzlich auftretenden heftigen Beschwerden.

der Zeh angeschwollen, hochrot geworden and täte »hundsgemein« weh, genauer, er poche wie wild. Er hätte es schon mit kalten Auflagen probiert, aber die würden nicht viel nützen.

So gehen Sie vor
Sie suchen nach der Beschwerde »Gicht« (Seite 68) und finden in der Unterrubrik »Akuter Anfall« nur zwei Mittel:

Akuter Anfall
> blassrot geschwollen, stechende Schmerzen, kalte Auflagen lindern: **Apis D12, anfangs alle 10 Min. 1 Tabl.**
> knallrot geschwollen, pochende Schmerzen, warme Auflagen lindern: **Belladonna D12, anfangs alle 10 Min. 1 Tabl.**

Eindeutig passt Belladonna besser zu Heiners Symptomen.

Die Behandlung
Auf die Frage, ob er Belladonna im Haus habe, gibt Heiners Frau an, sie hätten die D12 in der homöopathischen Taschenapotheke. Heiner soll anfangs alle zehn Minuten eine Tablette nehmen, bei Besserung nur noch stündlich eine Tablette. Gegen Mittag kommt die Meldung, die Schmerzen hätten schon nach den ersten drei Gaben merklich nachgelassen. Jetzt seien sie bereits um 60 Prozent besser. Die Dosis wird weiter auf dreimal täglich je eine Gabe reduziert. Zwei Tage später ist die Entzündung in der Zehe komplett abgeklungen.

2. Fall: Bronchitis

Oskar, 71 Jahre, hat seit sechs Wochen einen lästigen Husten. Der Husten war anfangs trocken, doch nun leidet Oskar unter dem vielen Schleim in seiner Lunge. Dieser sei bisher noch weiß und es rassele in seiner Brust. Außerdem habe er Probleme, den Schleim abzuhusten. Zwar kämen große Mengen davon hoch, doch er müsse zum Teil richtiggehend würgen, um ihn loszuwerden. Er sei in letzter Zeit erschöpft und komme rasch außer Atem. Nachts ginge es ihm deutlich schlechter.

So gehen Sie vor

Sie wählen unter der Beschwerde »Husten« (Seite 77 ff.) die Unterrubrik »Feuchter Husten mit zähem Auswurf« und finden folgende Beschreibung:

Feuchter Husten mit zähem Auswurf

> tiefer, rasselnder, erstickender Husten mit reichlich zähem, weißlichem Schleim, der nur unter großer Mühe und Würgen abgehustet werden kann; dabei Kurzatmigkeit, Atemnot und Übelkeit. Bewährt bei blassen, schwachen und erschöpften Menschen. Es besteht Verlangen nach frischer Luft. Die Beschwerden sind nachts und im Liegen schlechter: **Tartarus stibiatus D6, 3× tgl. 1 Tabl.**

Tartarus stibiatus passt eigentlich schon sehr gut. Der Brechweinstein, auch bekannt unter der Bezeichnung Antimonium tartaricum, ist ein Hauptmittel bei rasselndem Husten mit Erbrechen von Schleim. Dieses Mittel passt auf alte, geschwächte Menschen mit geringer »Lebenskraft«. Es stellt sich eigentlich nur noch die Frage, ob Oskar nach frischer Luft verlangt, was er auf Nachfrage eindeutig bejaht.

Die Behandlung

Oskar nimmt Tartarus stibiatus D6, dreimal täglich eine Tablette. Schon am nächsten Tag verspürt er mehr Energie und fühlt sich nicht mehr so schlapp. Der Auswurf ist aber noch etwas schlimmer geworden: Große Mengen Schleim kommen jetzt hoch. Doch er muss nicht mehr Würgen und auch die Atemnot ist besser. Die Dosis wird auf zweimal täglich eine Gabe reduziert. Die leichte lokale Erstverschlimmerung hält drei Tage an, während derer sich das Allgemeinbefinden bessert. Ab dann wieder dreimal täglich eine Gabe. Nach zehn Tagen ist die Bronchitis abgeklungen.

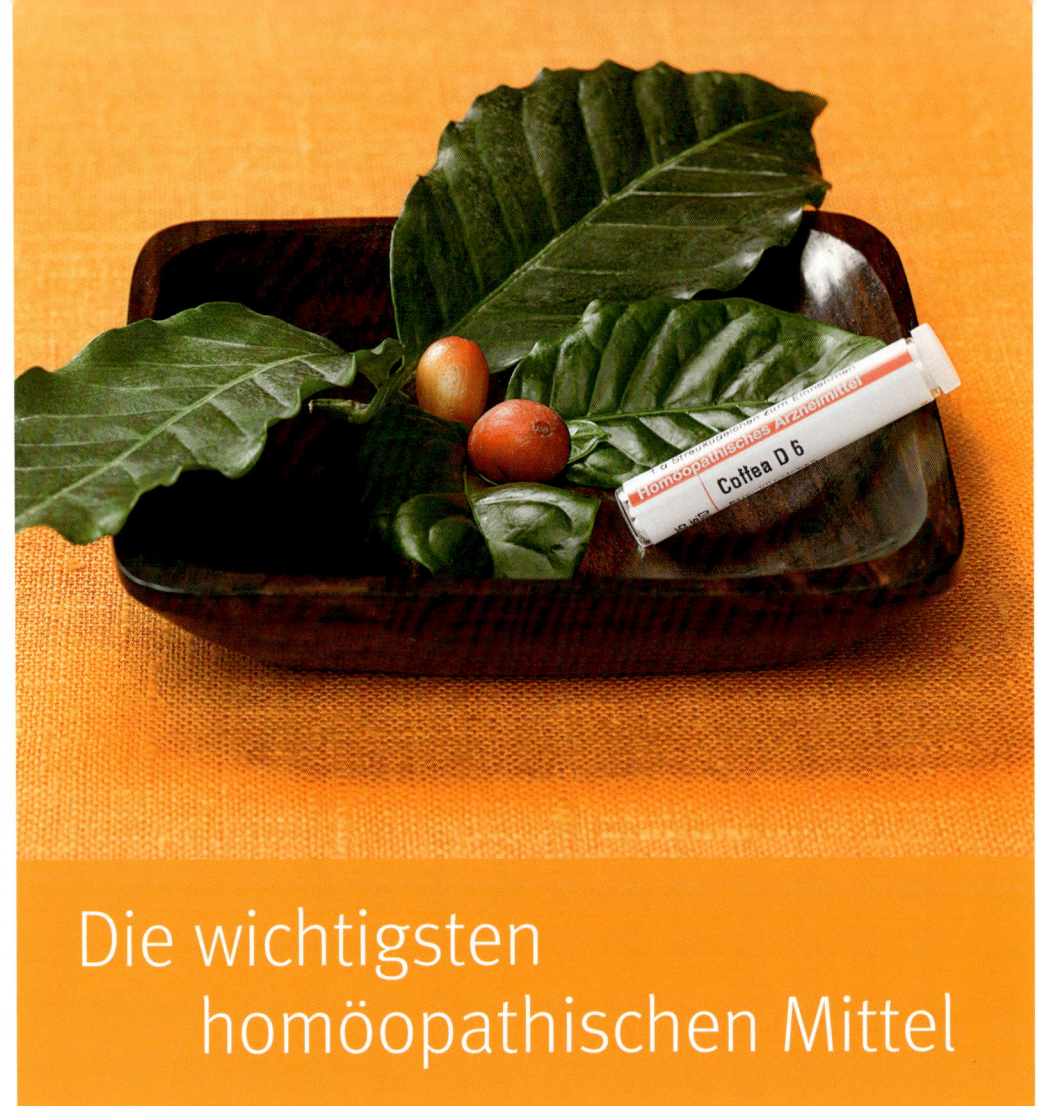

Die wichtigsten
homöopathischen Mittel

In diesem Kapitel finden Sie in alphabetischer Reihenfolge alle im Buch aufgeführten Homöopathika mit ihrer deutschen Bezeichnung sowie mit den allgemein gebräuchlichen Abkürzungen. Die großen Konstitutionsmittel enthalten zudem eine Kurzbeschreibung mit den wichtigsten Merkmalen und Eigenheiten des jeweiligen Persönlichkeitstyps. Diese Informationen werden Ihnen bei der Suche nach dem richtigen Mittel von großem Nutzen sein.

Abrotanum = Eberraute (abrot.)

Acidum benzoicum e resina = Benzoesäure (benz-ac.)

Acidum hydrochloricum = Salzsäure (hydrochl-ac.)

Acidum hydrofluoricum = Flusssäure (fl-ac.)

Acidum lacticum = Milchsäure (lac-ac.)

Acidum nitricum = Salpetersäure (nit-ac.)
Passt zu: ärgerlichen, gereizten Menschen, die leicht in Wut geraten und fluchen. Sie haben Angst vor Krankheit (Krebs) und dem Tod, sind drahtig, sehr kälteempfindlich, erkälten sich leicht und fühlen sich schnell geschwächt. Sie leiden unter stechenden Schmerzen, übelriechendem Schweiß und stinkendem Urin (nach Pferdeharn).

Acidum phosphoricum = Phosphorsäure (ph-ac.)
Passt zu: Menschen, die durch Kummer, Sorgen, akute Erkrankungen, Flüssigkeitsverluste (Blut, Schweiß, Durchfall, Samen) oder geistige Überanstrengung geschwächt, apathisch und müde sind.

Acidum salicylicum = Salicylsäure (Aspirin) (sal-ac.)

Aconitum = Sturm- (Eisen-) hut (acon.)

Adlumia fungosa = Erdrauch (adlu.)

Aesculus =Rosskastanie (aesc.)

Agnus castus = Mönchspfeffer (agn.)

Aloe = Aloe vera (aloe)

Alumina = Aluminiumoxid (alum.)

Ambra = Grauer Amber (Pottwal-Ambergris) (ambr.)
Passt zu: nervösen, überempfindlichen, schüchternen Menschen, die leicht hysterisch reagieren, aber auch viel weinen und zu Melancholie neigen, besonders bei Musik. Im Alter kommt es häufig zu Vergesslichkeit und zunehmender Nervenschwache.

Seinen Namen erhielt der Sturm- oder Eisenhut vom helmartigen Aussehen seiner Blüten sowie von seinem bevorzugten Standort an hoch gelegenen, ungeschützten Orten.

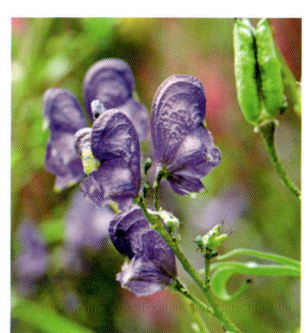

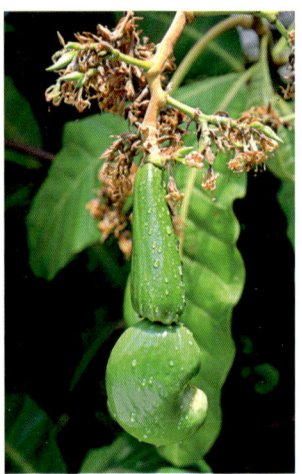

Für das homöopathische Mittel »Anacardium« wird die schwarze, dicke Flüssigkeit zwischen Schale und Nusskern verwendet.

Ammonium carbonicum = Hirschhornsalz (am-c.)

Anacardium = Malakka-Nuss (anac.)

Passt zu: reizbaren, auch gewalttätigen Menschen, die bei jeder Gelegenheit fluchen und schimpfen. Typisch ist ein mangelndes Selbstbewusstsein. Sie versuchen daher, sich und anderen etwas zu beweisen. Widerspruch reizt. Emotional abgestumpft bis grausam.

Antimonium crudum = Schwarzer Spießglanz (ant-c.)

Passt zu: eigensinnigen, mürrischen, verdrießlichen Menschen, die schnell beleidigt reagieren. Sie haben einen gierigen Appetit und neigen dazu, sich zu überessen. Sie sind aber auch romantisch und sentimental veranlagt (Dichtertyp), schwärmen bei Mondlicht.

Antimonium (stibium) sulfuratum aurantiacum = Goldschwefel (ant-s-aur.)

Apis = Honigbiene (apis)

Argentum nitricum = Silbernitrat (arg-nit.)

Passt zu: impulsiven, offenen Menschen, die Gesellschaft lieben, oftmals hektisch und immer in Eile sind. Mit vielen ängstlichen Gedanken, die sich fast zwanghaft aufdrängen, und Gier nach Süßem.

Arnica = Arnika (Bergwohlverleih) (arn.)

Arsenicum album = weißes Arsenik (ars.)

Passt zu: sehr ordentlichen, pünktlichen und perfektionistischen Menschen. Sie sind intelligent, überkritisch anderen gegenüber und können sehr besserwisserisch sein. Sie sind ängstlich besorgt um ihre Gesundheit, sehr ruhelos (besonders nachts), verfroren und haben Durst auf warme Getränke, die schluckweise getrunken werden.

Asa foetida = Stinkasant (asaf.)

Aurum metallicum = Gold (aur.)

Passt zu: hart arbeitenden, ehrlichen Menschen mit ausgesprochen hohem Pflichtgefühl, die von sich und anderen viel fordern. Sie bekommen schnell einen roten Kopf, neigen zu cholerischen Wutausbrüchen und können keinen Widerspruch ertragen. Selbstvorwürfe: Glauben, alles verkehrt zu manchen. Geschäftliche und finanzielle Sorgen lösen Krankheiten und Depressionen aus. Lebensüberdruss mit Gedanken an Selbstmord.

Avena sativa = Hafer (aven.)

Barium carbonicum = Bariumcarbonat (bar-c.)

Passt zu: Menschen, die vorzeitig altern, dabei aber ein kindliches Verhalten an den Tag legen, menschenscheu, unentschlossen, niedergeschlagen und traurig sind. Sie sind furchtsam und bleiben lieber in ihrer vertrauten Umgebung. Frühzeitige Schwerhörigkeit und Vergesslichkeit. Sie sind kälteempfindlich und ständig erkältet.

Barium iodatum = Bariumjodid (bar-i.)

Belladonna = Tollkirsche (bell.)

Bellis perennis = Gänseblümchen (bell-p.)

Berberis = Berberitze (berb.)

Borax = Natriumtetraborat (borx.)

Bryonia = Zaunrübe (bry.)

Passt zu: sehr reizbaren, jähzornigen Patienten. Sie wollen in Ruhe gelassen werden und zu Hause sein, sprechen andauernd vom Geschäft und haben Angst vor finanziellen Schwierigkeiten. Typisch ist ein gieriger Durst auf kalte Getränke und stechende Schmerzen, die durch die geringste Bewegung schlechter werden.

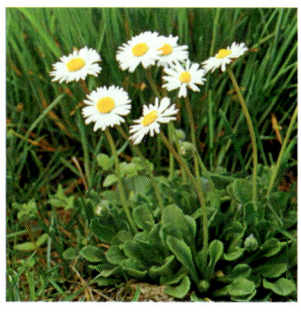

Das Gänseblümchen, Bellis perennis, ist ein unverzichtbares Heilmittel bei Verletzungen, gepaart mit einem Zerschlagenheitsgefühl.

Cactus = Königin der Nacht (cact.)

Caladium = Schweigrohr (calad.)

Calcium carbonicum = Austernschalenkalk (calc-c.)

Passt zu: korpulenten Menschen mit aufgeschwollenem Aussehen. Sie sind kälteempfindlich, schwitzen aber auch leicht und kommen rasch außer Atem. Meist ruhiger, schüchterner oder auch ängstlich-mutloser Typ mit der Angst, nicht mehr zu funktionieren, und einem starken Verlangen nach Eiern.

Calcium fluoratum = Calciumfluorid (calc-f.)

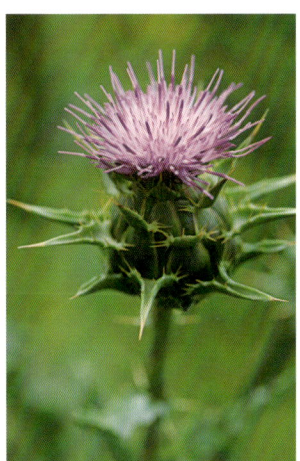

Sowohl in der Phytotherapie als auch in der Homöopathie wird die Mariendistel bei Erkrankungen der Leber eingesetzt.

Calcium phosphoricum = Calciumphosphat (calc-p.)

Passt zu: lebhaften, sensiblen, mageren und zur Blutarmut neigenden Menschen, die leicht erschöpft sind. Mit schwachem Skelettbau. Typisch ist ein starkes Bedürfnis nach geräucherten Speisen (Würste, Speck etc.). Sehr empfindlich gegen nass-kaltes Wetter und Zugluft.

Calculi biliares = Gallensteine (cal-bil.)

Calculi renalis = Nierensteine (cal-ren.)

Calendula = Ringelblume (calend.)

Camphora = Kampfer (camph.)

Cantharis = Spanische Fliege (canth.)

Carbo vegetabilis = Holzkohle (carb-v.)

Passt zu: schwerfälligen, dicken, älteren Menschen und zu chronisch Kranken, die völlig erschöpft, fast wie tot sind. Typisch sind eine Fettunverträglichkeit, starke Blähungen und die bläuliche Verfärbung der Lippen. Wollen trotz Kältegefühl frische Luft zugefächert bekommen.

Carduus marianus = Mariendistel (card-m.)

Castor equi = Pferdewarze (castor-eq.)

Caulophyllum = Frauenwurzel (caul.)

Causticum = Hahnemanns Ätzstoff (caust.)

Passt zu: müden, abgespannten Menschen, die einen starken sozialen Gerechtigkeitssinn besitzen, sehr mitfühlend und sensibel sind oder sich gegen Ungerechtigkeit und Autorität auflehnen. Sie leiden unter Kummer und Sorgen, sind dann wie gelähmt.

Chamomilla = Kamille (cham.)

Chelidonium = Schöllkraut (chel.)

China = Chinarindenbaum (chin.)

Passt zu: durch Krankheit oder Flüssigkeitsverlust (Durchfall, Blutungen, Eiterungen, Schwitzen, Erbrechen) stark geschwächten Menschen, die nervös und überempfindlich gegen Kälte, Zugluft, Schmerzen und alle Sinneseindrücke (Berührung, Gerüche, Lärm, grelle Lichter) sind. Sie neigen zu Schweißausbrüchen, Durchfall und Blähungen und vertragen kein Obst.

Chininum sulfuricum = Chininsulfat (chinin-s.)

Cholesterinum = Cholesterol (chol.)

Cimicifuga = Traubensilberkerze (cimic.)

Clematis = Waldrebe (clem.)

Cocculus = Kockelskörner (cocc.)

Coffea = Kaffee (coff.)

Colchicum = Herbstzeitlose (colch.)

Colocynthis = Koloquinte (Bittergurke) (coloc.)

Conium = Gefleckter Schierling (con.)

Convallaria = Maiglöckchen (conv.)

Corralium rubrum = Rote Koralle (cor-r.)

Crataegus = Weißdorn (crat.)

Cuprum arsenicosum = Kupferarsenit (cupr-ar.)

Cuprum metallicum = metallisches Kupfer (cupr.)

Cyclamen = Alpenveilchen (cycl.)

Datisca cannabina = Gelbhanf (datis.)

Digitalis = Roter Fingerhut (dig.)

Dolichos pruriens = Juckbohne (dol.)

Dulcamara = Bittersüßer Nachtschatten (dulc.)

Echinacea angustifolia = Sonnenhut (echi.)

Equisetum = Ackerschachtelhalm (equis-a.)

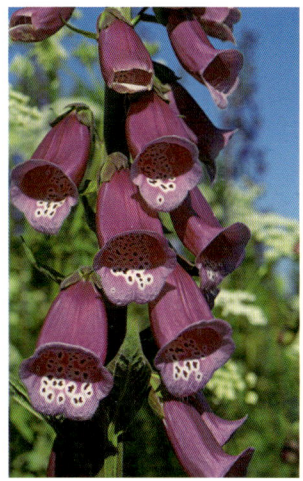

So schön und anmutig der Fingerhut ist, so giftig ist er auch. Für das Herz jedoch ist er das Heilmittel Nummer eins.

Espeletia = Espeletia (esp-g.)

Eupatorium = Wasserhanf (eup-per.)

Euphrasia = Augentrost (euphr.)

Ferrum metallicum = Eisen (ferr.)

Ferrum phosphoricum = Eisen(III)-Phosphat (ferr-p.)

Ferrum picricum = Eisen(II)-Pikrat (ferr-pic.)

Fucus vesiculosus = Blasentang (fuc.)

Gelsemium = Wilder Jasmin (gels.)

Ginseng = Ginseng (gins.)

Ginkgo = Ginkgo (Tempelbaum) (gink-b.)

Glonoinum = Nitroglycerin (glon.)

Gnaphalium = Ruhrkraut (gnaph.)

Graphites = Graphit (Reißblei) (graph.)

Passt zu: verfrorenen, verstopften, fettleibigen und dickhäutigen (geistig wie körperlich) Menschen mit Trägheit im Denken oder schlechtem (Kurzzeit-)Gedächtnis. Sie sind entscheidungsschwach, wirken zerstreut, ängstlich, verzagt und weinen leicht bei Musik.

Grindelia = Grindelie (grin.)

Guiacum = Pockholzbaum (guaj.)

Hamamelis = Zaubernuss (ham.)

Haplopappus = Bailahuenkraut (haplo-b.)

Harpagophytum = Teufelskralle (harp.)

Hedera helix = Efeu (hed.)

Hecla lava = Lava vom Vulkan Hekla (hecla.)

Helonias dioica = Einhornwurzel (helon.)

Hepar sulfuris = Kalkschwefelleber (hep.)

Passt zu: hellhäutigen, trägen Menschen mit ungesunder Haut. Sie sind oftmals gereizt, jähzornig und schimpfen leicht. Extreme Kälte- und Berührungsempfindlichkeit, stechende Schmerzen und Eiterungen. Wärmeanwendungen werden als Wohltat empfunden.

Hydrastis = Kanadische Gelbwurz (hydr.)

Hydrocotyle = Asiatischer Wassernabel (hydrc.)

Hyoscyamos = Bilsenkraut (hyos.)

Passt zu: sehr eifersüchtigen Menschen, die fluchen, obszön und schamlos daherreden (alles dreht sich um Sex). Folgen von (Liebes-) Kummer. Sie sind sehr misstrauisch und glauben, vergiftet zu werden. Sie neigen zu schamlosem Verhalten (etwa sich zu entblößen).

Wie die Tollkirsche gehört auch das Bilsenkraut zu den Nachtschattengewächsen und eignet sich wie diese für eher extreme Zustände.

Hypericum = Johanniskraut (hyper.)

Ignatia = Ignatiusbohne (ign.)

Passt zu: meist sensiblen, intelligenten, romantischen und zur Hysterie neigenden Menschen. Sie haben die Veranlagung zu starken Stimmungsschwankungen und seufzen viel. Typisch ist ein Kloßgefühl im Hals. Es ist das wichtigste Mittel bei frischem Kummer.

Influencinum = Grippevirusnosode (influ.)

Iris = Schwertlilie (iris)

Kalium carbonicum = Potasche (kali-c.)

Passt zu: Menschen mit einem starken Pflichtbewusstsein und ausgeprägtem Schwarz-Weiß-Denken, die sich korrekt verhalten. Sie spielen ihre Beschwerden herunter und verstecken ihre Ängste und neigen zu Muskelschwäche, Ermüdbarkeit, Schweißausbrüchen, Rückenschmerzen, stechenden Schmerzen. Sie sind überempfindlich gegen Luftzug, Geruch und Lärm. Typisch sind Tränensäcke.

Kalium iodatum = Kaliumjodid (kali-i.)

Kalium phosphoricum = Kaliumdihydrogenphosphat (kali-p.)

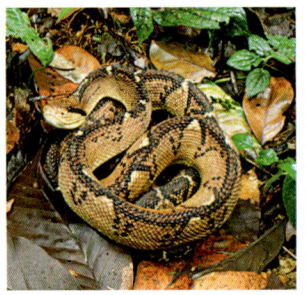

Die homöopathische Auf-
bereitung des Giftes der
Buschmeisterschlange ist
besonders wertvoll für Frauen
in den Wechseljahren.

Kreosotum = Kreosot (kreos.)

Lachesis = Buschmeister (-Schlange) (lach.)

Passt zu: dünnen Menschen mit großem Rededrang, die sehr schnell sprechen, von einem Thema zum anderen springen, sehr misstrauisch, eifersüchtig, neidisch oder gereizt sind und sich schnell unter Druck fühlen; oftmals lösen diese Emotionen ebenso wie Kummer oder Ärger Beschwerden aus. Sie vertragen nichts Enges am Körper (besonders um den Hals), fühlen sich nach dem Schlaf besonders schlecht und leiden oftmals unter linksseitigen Beschwerden.

Lachnanthes = Rotwurzel (Wollnarzisse) (lachn.)

Latrodectus mactans = Schwarze Witwe (lat-m.)

Ledum = Sumpfporst (led.)

Leptandra = Ehrenpreis (lept.)

Lilium tigrinum = Tigerlilie (lit-t.)

Lithium carbonicum = Lithiumcarbonat (lith-c.)

Lycopodium = Bärlapp (lyc.)

Passt zu: Menschen, die Gesellschaft lieben, solange es ihnen gut geht, die aber alleine sein wollen, wenn es ihnen schlecht geht. Sie leiden plötzlich unter dem Verlust ihres Selbstvertrauens und haben ständig Angst, unter Stress zusammenzubrechen. Sie vermeiden daher neue Situationen, vertragen keinerlei Widerspruch, sind machtliebend, verhalten sich diktatorisch und angeberisch gegenüber Untergebenen. Wird ihnen jedoch gedankt, sind sie zu Tränen gerührt. Sie vertragen nichts Enges um den Bauch, haben Heißhunger auf Süßes, leiden unter Blähungen im Unterbauch, erscheinen oftmals frühzeitig gealtert und vergesslich. Sie neigen zu Leber-, Gallen- und Nierenleiden. Viele Beschwerden tauchen zuerst rechts auf.

Madar = Calotropis gigantea (calo.)

Magnesium carbonicum = Magnesiumcarbonat (mag-c.)

Magnesium fluoratum = Magnesiumfluorid (mag-f.)

Magnesium phosphoricum = Magnesiumhydrogen-phosphat-Trihydrat (mag-p.)

Mandragora = Alraune (mand.)

Mercurius solubilis = Quecksilber (merc.)

Passt zu: überempfindlichen, unruhigen Menschen, die ständig in Eile sind. Sie reagieren impulsiv und aufbrausend, werden später dann äußerst verschlossen, misstrauisch und antworten nur langsam. Typisch sind starker Speichelfluss, vor allem nachts, übler Mundgeruch, metallischer Mundgeschmack und eine geschwollene Zunge mit seitlichen Zahneindrücken. Sie neigen zu nächtlichen Schweißausbrüchen, Eiterungen, Haut- und Schleimhautentzündungen.

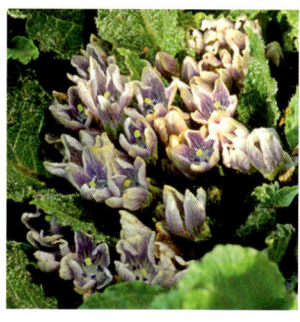

Wegen ihrer menschenähnlich geformten Wurzel ist die Alraune Gegenstand von Legenden und Aberglauben. Auch sie ist ein Nachtschattengewächs.

Mercurius sublimatus corrosivus = Quecksilber(II)-chlorid (merc-c.)

Mezereum = Seidelbast (mez.)

Muira Puama = Potenzholz (lir-o.)

Myrrhis odorata = Anisdolde (myrrhis-o.)

Myrtillocactus = Heidelbeerkaktus (myrtlc-g.)

Natrium chloratum (muriaticum) = Kochsalz (nat-m.)

Passt zu: Menschen, die schon lange unter einem Kummer leiden, aufgrund dessen körperliche Beschwerden auftreten. Sie sind oftmals sehr sensibel, introvertiert, mitfühlend und helfen gerne anderen. Sie mögen selbst kein Mitleid und keine Fürsorge, ziehen sich zurück, werden verschlossen und grübeln über Vergangenes. Sie wollen alleine sein, um zu weinen, oder brechen plötzlich in Tränen aus. Wenn sie nicht beachtet werden, können sie sehr reizbar und nachtragend werden. Sie erinnern sich jahrelang an Kränkungen und tun sich schwer, zu vergeben und zu verzeihen. Typisch sind ein starkes Verlangen nach Salzigem und eine Verschlechterung der Beschwerden am Meer.

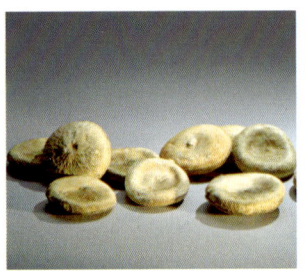

Eines der am häufigsten verordneten Mittel in der Homöopathie ist die Brechnuss: Nux vomica – vor allem bei Magen-Darm-Leiden.

Natrium choleninicum = Ochsengalle (nat-ch.)

Natrium sulfuricum = Glaubersalz (nat-s.)

Nux vomica = Brechnuss (nux-v.)

Passt zu: gestressten Großstadtmenschen und Managern. Meist sind es dünne, aktive und nervöse Menschen mit vorwiegend sitzender Lebensweise und beruflicher Überlastung. Sie neigen zum Missbrauch von Nikotin und Kaffee, lieben reichliche, schwere Mahlzeiten und Alkohol. Die Folge sind Magen- und Kopfschmerzen mit der Neigung, zu viele Schmerzmittel einzunehmen. Das überlastete Nervensystem macht sie zu irritierten, überempfindlichen und leicht gereizten Menschen. Ständige Erkältungen, Magengeschwüre, Verstopfung und katerartige Kopfschmerzen sind typisch.

Okoubaka aubrevillei = Okoubaka (okou.)

Opium = Schlafmohn (op.)

Oscillococcinum = Entenherz und -leber (oscilloc.)

Paeonia = Garten-Pfingstrose (paeon.)

Pareira brava = Grießwurz (pareir.)

Passiflora = Passionsblume (passi.)

Perilla ocymoides = Schwarznessel (perill-o.)

Petroleum = Steinöl (petr.)

Petroselinum = Petersilie (petros.)

Phosphorus = gelber Phosphor (phos.)

Passt zu: sympathischen, offenen, kontaktfreudigen, herzlichen und hilfsbereiten Menschen, die gerne ihre Gefühle zeigen. Sie sind oft groß und schlank gebaut mit feinem, hellem bis rötlichem Haar, feiner Haut und leichtem, grazilem Äußeren. Sie sind nervös, schreckhaft, ängstlich (Angst vor dem Alleinsein) und furchtsam, leiden unter Vorahnungen und Phantasien, unter innerem Zittern und Unruhe und brauchen immer wieder Ruhepausen. Typisch ist der große Durst auf Kaltes. Sie bekommen leicht blaue Flecken.

Phytolacca = Kermesbeere (phyt.)

Piper methysticum = Kava-Kava (pip-m.)

Plumbum metallicum = Blei (plb.)

Populus = Espe (pop.)

Pulsatilla = Wiesenküchenschelle (puls.)

Passt zu: sanften, nachgiebigen und unentschlossenen Menschen. Sie sind oft blauäugig und blond. Besonders wenn sie krank sind, sind sie widersprüchlich, launisch und weinerlich, können schlecht alleine sein und suchen deshalb nach Gesellschaft, Sympathie und Trost. Sie vertragen fettes Essen und stickige warme Luft schlecht.

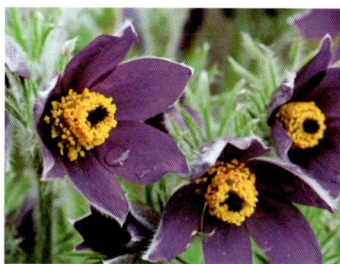

Die Küchenschelle gilt als typisches Frauenmittel und bezaubert durch ihr zartes Erscheinungsbild, wenn sie im zeitigen Frühjahr erblüht.

Ranunculus bulbosus = Knolliger Hahnenfuß (ran-b.)

Rhododendron = Alpenrose (rhod.)

Rhus toxicodendron = Giftsumach (rhus-t.)

Rumex = Ampfer (rumx.)

Ruta = Weinraute (ruta)

Sabal serrulatum = Sägepalme (sabal.)

Sanguinaria = Blutwurz (sang.)

Sarsaparilla = Stechwinde (sars.)

Secale cornutum = Mutterkornpilz (sec.)

Passt zu: schlaffen, mageren, blassen Menschen mit eingesunkenen Augen und dunklen Augenringen. Sie sind verkrampft und neigen dazu, sich zu dehnen und zu strecken. Trotz gutem Appetit und großem Durst erleiden sie leicht Gewichtsverlust. Sie vertragen keine Hitze, Kälte bessert Ihr Befinden. Typisch sind brennende Schmerzen.

Selenium = Selen (sel.)

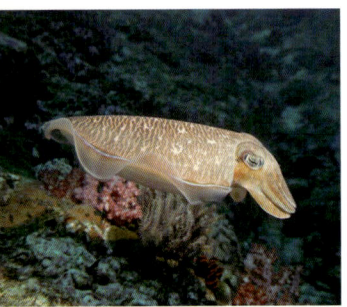

Der Tintenfisch ist ein Einzelgänger, er streift allein durch die Meere. Paare finden sich nur zusammen, um Nachwuchs zu zeugen.

Senega = Klapperschlangenwurzel (seneg.)

Sepia = Tintenfisch (sep.)

Passt zu: braun- bis dunkelhaarigen Menschen mit braunem, leicht gelblichem Teint und bräunlichen Flecken (vor allem auf der Nase und im Gesicht). Sie haben oftmals kalte Hände und Füße, frieren leicht, zeigen großes Verlangen nach Ruhe und Einsamkeit mit Abneigung gegen Beruf, Familie und Sex. Sie sind reizbar bis depressiv und fühlen sich leicht angegriffen. Bewährtes Frauenmittel beim eher männlichen Typ mit kleinem Busen, schönen Augen und starker Körperbehaarung. Sie leiden unter Senkungsbeschwerden und müssen deshalb die Beine überkreuzen. Typisch ist die Vorliebe für Saures sowie für kräftige, sportliche Bewegung wie Joggen oder Tanzen.

Silicea = Kieselsäure (sil.)

Passt zu: sehr verfrorenen Menschen mit kalten Händen und Füßen. Sie leiden meist unter einem Mangel an Lebenswärme und einem schwachen Rücken, sind oft sehr nachgiebig und unentschlossen in ihrem Wesen. Mangelndes Selbstbewusstsein mit Versagensängsten. Aus Angst vor Misserfolg übernehmen sie ungern Verantwortung, sind aber sehr gewissenhaft. Geistige Arbeit erschöpft sie sowohl körperlich als auch psychisch. Sie können sehr hartnäckig und dickköpfig werden. Typisch ist die Angst vor spitzen Gegenständen (z. B. Nadeln), eine Neigung zu Eiterungen und Nagelstörungen sowie zu Schweiß an Kopf und Füßen.

Solidago = Goldrute (solid.)

Spigelia = Wurmkraut (spig.)

Spongia = Badeschwamm (spong.)

Stannum (metallicum) = Zinn (stann.)

Staphysagria = Stephanskraut (staph.)

Sticta (pulmonaria) = Lungenkraut (stict.)

Strontium carbonicum = Strontiumcarbonat (stront-c.)

Sulfur = Schwefel (sulph.)

Passt zu: Menschen mit unreiner, trockener Haut, sprödem Haar, eher ungepflegtem Äußerem und Unlust, sich täglich zu waschen. Trotz gutem Appetit sind sie häufig mager und schwächlich. Längeres Stehen ist für sie unerträglich. Sie stecken oftmals voller Ideen, sind sehr kreativ, tatkräftig und geschäftig, können aber plötzlich Abneigung gegen Beruf und Geschäft entwickeln, werden faul und melancholisch. Der »Philosoph in Lumpen« ist der klassische Sulfur-Typ. Typisch sind heiße Füße, die nachts aus der Bettdecke gestreckt werden, brennende Schmerzen und juckende Hautleiden.

Sulfur iodatum = Schwefel-Jod-Schmelze (sulph-i.)

Symphytum = Beinwell (symph.)

Syzygium jambolanum = Jambul (syzyg.)

Tabacum = Tabak (tab.)

Taraxacum = Löwenzahn (tarax.)

Tartarus stibiatus/Antimonium tartaricum = Brechweinstein (ant-t.)

Thallium aceticum = Thallium(I)-Acetat (thal-act.)

Thuja = Lebensbaum (thuj.)

Passt zu: verfrorenen Menschen, die feuchtkaltes Wetter nicht vertragen und darauf mit Erkältung, Husten oder rheumatischen Gelenkbeschwerden reagieren. Sie sind ständig in Eile, fürchten sich vor Misserfolg und haben Angst vor der Zukunft. Sie neigen zu gelblich-grünen, dicken, eitrigen Absonderungen aus Nase, Ohr, Rachen, Vagina, Harnröhre sowie zu Warzen und Polypen, starkem nächtlichen Schwitzen, kaltfeuchten Händen und Füßen und fettiger, unreiner Haut. Folgen von Gonorrhö und Impfungen.

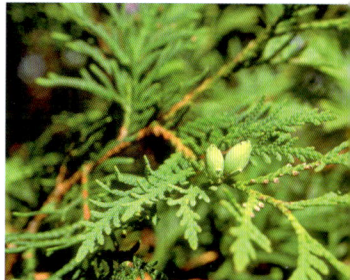

Menschen, die sich nicht gerne in die Karten schauen lassen und sich hinter einer immergrünen Hecke verbergen, brauchen oft Thuja.

Veratrum album = Weißer Germer (verat.)

Viscum album = Mistel (visc.)

Zincum metallicum = Zink (zinc.)

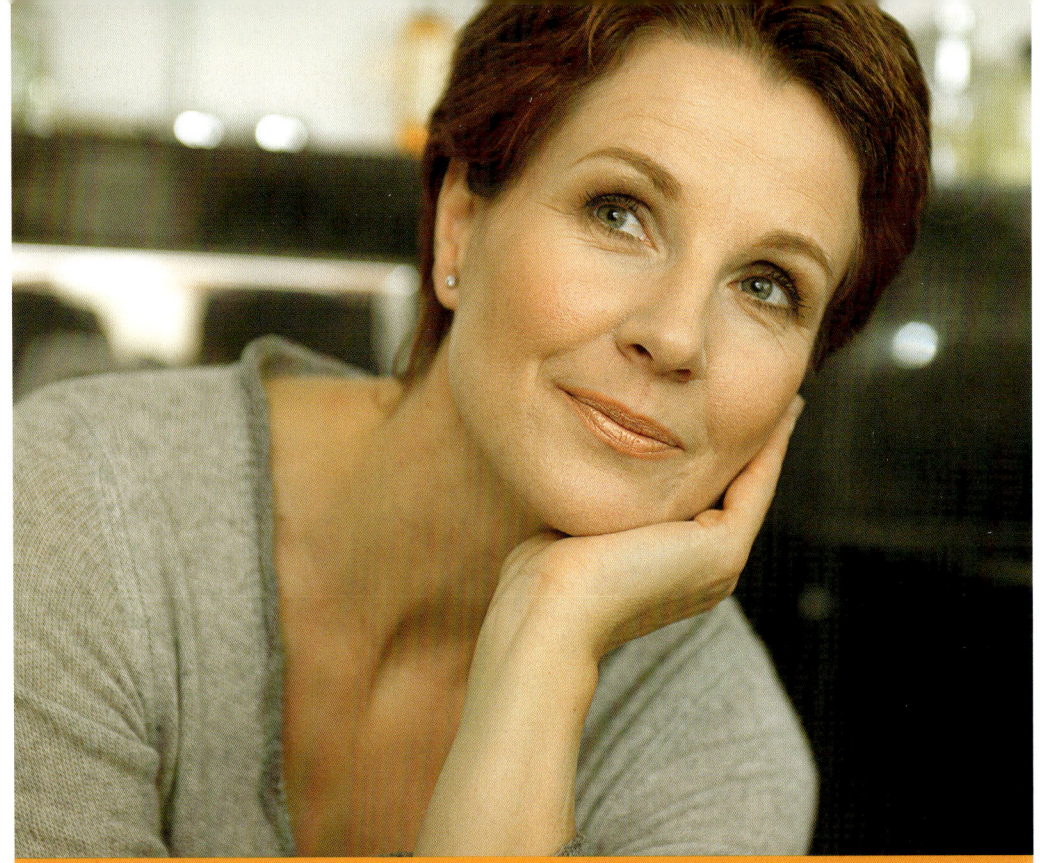

Körperliche Beschwerden von A bis Z

WICHTIG
Halten Sie sich stets die Grenzen der Selbstbehandlung vor Augen und gehen Sie kein Risiko ein!

In dem folgenden Beschwerdeteil finden Sie typische Beschwerden der zweiten Lebenshälfte, die sich zur Selbstbehandlung mit Homöopathie eignen. Sollten Sie unsicher sein, ob Ihre Behandlung anspricht, dann wenden Sie sich bitte an einen Arzt oder Heilpraktiker mit homöopathischen Kenntnissen. Dies gilt auch für all jene Fälle, bei denen Sie einen Hinweis auf fachliche Abklärung finden. Für allgemeine Beschwerden sei auf meine Bücher im Serviceteil dieses Ratgebers verwiesen (Seite 123).

Altersbedingte Hautveränderungen

Mit dem Alter nehmen Hautveränderungen zu. Viele sind harmlos, aber eben nicht alle. Daher ist es wichtig, sämtliche Altersflecken vom Hautarzt anschauen zu lassen.

> dunkle, bläulich-schwarze, purpurfarbene Flecken auf bleifarbener, welker, verschrumpelter Haut. Typisch: Obwohl die Haut kalt und weiß-blau ist, vermeiden Sie Wärme oder Bedeckung. Auch Durchblutungsstörungen mit Ameisenlaufen, Kribbeln und Brennen. Geschwüre und offene Stellen sind kalt und wollen nicht heilen: **Secale cornutum D6, 3× tgl. 1 Tabl.**

> Leberflecken und dunkle Verfärbungen bei blasser, gelblicher Haut, eventuell mit gelblichen Nägeln. Die Drüsen in der Haut sind oft vergrößert und verhärtet. Nach einem Stoß kommt es an dieser Stelle zur Verhärtung. Typisch sind ein übelriechender Nachtschweiß, ausgeprägtes Gliederzittern und ein lähmendes Schwächegefühl: **Conium D12, 2× tgl. 1 Tabl.**

> gelbliche, welke, pergamentartige, trockene Haut mit Leberflecken und Krampfadern. Die Haut blutet leicht. Auch bei Psoriasis durch Leber- beziehungsweise Nierenleiden. Sie sind frühzeitig ergraut: **Lycopodium D12, 2× tgl. 1 Tabl.**

> rote, purpurfarbene, bläuliche Hautveränderungen auf gelblicher, trockener, brennender Haut. Auch bei Geschwüren, Pusteln und Wundliegen: **Lachesis D12, 2× tgl. 1 Tabl.**

> rote Flecken, schwarze Verfärbungen, Unterhautblutungen auf trockener, schuppiger, mit zunehmendem Alter pergamentartiger Haut, die juckt und brennt. Wärmeanwendungen bessern, Kälte und Kratzen verschlechtern die Beschwerden. Dabei ist Ihnen eiskalt und Sie fühlen sich rastlos, besonders nachts: **Arsenicum album D12, 2× tgl. 1 Tabl.**

> schlecht heilende Hautstellen und Folgen von Wundliegen: **Paeonia D6, 3× tgl. 1 Tabl.**

> starkes Hautjucken ohne Ausschlag. Im Alter oder durch Leberleiden mit gelblicher Haut oder gelblichen Flecken: **Dolichos pruriens D6, 3× tgl. 1 Tabl.**

siehe auch: Warzen (Seite 111)

WICHTIG
Wegen der starken Zunahme von Hautkrebs bitte alle Hautveränderungen fachlich abklären lassen.

Analekzem

> Nässen am After, Juckreiz, häufig kombiniert mit Analfissur oder Hämorrhoiden: **Paeonia D6, 3× tgl. 1 Tabl.**
> starker Juckreiz mit brennenden, wunden Schmerzen, schlimmer abends und in der Bettwärme. Sie kratzen sich blutig: **Sulfur D12, 2× tgl. 1 Tabl.**
> blutig-nässende Hautausschläge, übelriechend, schlechter im Winter. Sie neigen zu Entzündungen und Rissen an Mund, Nase, After: **Petroleum D12, 2× tgl. 1 Tabl.**

Analfissur

TIPP: Aus der Praxis
Zur äußerlichen Anwendung bei einer Analfissur eignet sich je nach Symptomatik eine Salbe mit Paeonia, Graphites, Calcium fluoratum und/oder Silicea. 2-mal täglich auftragen und einmassieren.

> allgemein bewährt: **Calcium fluoratum D12, 2× tgl. 1 Tabl.** im Wechsel mit **Silicea D6, 3× tgl. 1 Tabl. (auch als Schüßler-Salze)**
> splitterartige, ätzende Schmerzen, Brennen, Nässen und Wundsein am After. Sie neigen zu stinkenden Durchfällen, Hämorrhoiden, wunden Mundwinkeln, Mundgeruch und Speichelfluss: **Acidum nitricum D12, 2× tgl. 1 Tabl.**
> bei eher korpulenten Menschen mit träger Verdauung, übelriechenden Blähungen, die zu Hämorrhoiden und zu Verstopfung mit hartem, knolligem, auch schleimbedecktem Stuhl neigen: **Graphites D12, 2× tgl. 1 Tabl.**
> lang anhaltende Schmerzen nach dem Stuhlgang: **Paeonia D6, 3× tgl. 1 Tabl.**

Angina pectoris: siehe Herzbeschwerden, Seite 74

Aphthen: siehe Mundschleimhaut, Seite 92

Arteriosklerose

Gefäßerkrankungen müssen immer fachlich abgeklärt werden, die nachstehenden homöopathischen Mittel bitte in Absprache mit dem behandelnden Arzt oder Heilpraktiker einnehmen.

Allgemein bewährt:

> Schüßlers biochemisches Salz gegen Verhärtungen aller Art: **Calcium fluoratum D12, 2× tgl. 1 Tabl.**

Wenn Sie eher ein gerötetes Gesicht haben:

> Kopfschmerzen, Schwindel, evtl. mit Übelkeit und Benommenheit. Sie sind ängstlich, unruhig und schlaflos, verwirrt, benommen. Sie behaupten, es fehle Ihnen nichts, und Sie wollen zu keinem Arzt: **Arnica D12, 2× tgl. 1 Tabl.**

> vollblütiges, rotes Gesicht, Blutwallungen zum Kopf und evtl. Bluthochdruck. Sie leiden unter Gedächtnisschwäche, neigen zu Depressionen und Selbstanklage, sind evtl. auch lebensüberdrüssig: **Aurum metallicum D12, 2× tgl. 1 Tabl.**

Wenn Sie eher blass sind:

> Gedächtnisschwäche, Schwindel und Kopfschmerzen. Alle Körperfunktionen verhärten und verlangsamen. Sie neigen zu vorzeitiger Alterung und Senilität, kindlichem Verhalten und Bluthochdruck: **Barium iodatum D12, 2× tgl. 1 Tabl.**

> blasse, schmutzige Hautfarbe. Ihre Auffassung ist verlangsamt, Sie wirken gleichgültig, depressiv. Häufig findet sich eine fettige Degeneration (von Herz, Leber, Nieren, Gefäßen), ein harter, gespannter Puls und krampfartige Bauchschmerzen mit Verstopfung: **Plumbum metallicum D12, 2× tgl. 1 Tabl.**

Arthritis und Arthrose

Eine akute Gelenkentzündung (Arthritis) bitte immer umgehend fachlich abklären lassen. Bei der Arthrose können die Homöopathika eine andere, auch schulmedizinische, Therapie begleiten.

Arthritis:

> hochrote, heiße Entzündung mit pochenden, klopfenden Schmerzen, auffallende Berührungs- und Erschütterungsempfindlichkeit und Besserung durch warme Auflagen: **Belladonna D12, anfangs stündl. 1 Tabl.**

> ist das Gelenk stark geschwollen, blassrot und bestehen stechende Schmerzen, die durch kühle Umschläge besser werden: **Apis D12, anfangs stündl. 1 Tabl.**

> nach einer Verletzung, mit dem Gefühl, als wäre das Gelenk verrenkt, zerschlagen; stark berührungsempfindlich. Besser durch warme Auflagen und Ruhe: **Arnica D12, anfangs stündl. 1 Tabl.**

> ist das Gelenk rot und geschwollen und bestehen starke, stechende Schmerzen, die bei der geringsten Bewegung unerträglich werden und nur durch absolute Ruhe gelindert werden: **Bryonia D12, anfangs stündl. 1 Tabl.**

> heiße, geschwollene und blasse kleine Gelenke (z.B. an Fingern und Zehen), Kälte lindert den Schmerz. Häufig sehr empfindliche Fußsohlen: **Ledum D6, 3× tgl. 1 Tabl.**

Arthrose:

> allgemein bewährt: Schüßlers biochemisches Salz gegen Verhärtungen aller Art: **Calcium fluoratum D12, 2× tgl. 1 Tabl.** (auch als Salbe erhältlich)

> reißende, ziehende, bohrende oder krampfartige Schmerzen in den Hüft- und Kniegelenken, so dass Sie humpeln müssen: **Harpagophytum D4, 3× tgl. 1 Tabl.** (auch als Salbe erhältlich)

siehe auch: Gelenkschmerzen (Seite 66), Rheuma (Seite 101)

Augenbeschwerden

Regelmäßige augenärztliche Untersuchungen (Sehschärfe, Augendruck etc.) sind empfehlenswert. Starke und anhaltende Beschwerden gehören stets fachlich abgeklärt.

> Reizungen und Allergien mit Lichtempfindlichkeit und geröteten, verschwollenen Augenlidern: **Euphrasia D6, anfangs stündl. 1 Tabl. (Euphrasia-Augentropfen D3, 3× tgl. 2 Tr.)**

> Überanstrengung (nach langem Lesen und Fernsehen, Feinoder Computerarbeit) mit müden, brennenden und schmerzenden Augen: **Ruta D6, anfangs stündl. 1 Tabl.**

siehe auch: Star, grauer (Seite 108)

AUFLAGEN MIT AUGENTROST

Bei geröteten, überanstrengten Augen hilft zusätzlich eine Kompresse mit Augentrost. Dazu übergießen Sie 1 TL des getrockneten Krautes mit 250 ml kochendem Wasser, lassen das Ganze 5 Minuten ziehen. Dann tauchen Sie eine sterile Kompresse in den lauwarmen Aufguss und legen diese ca. 10 Minuten auf das betroffene Auge.

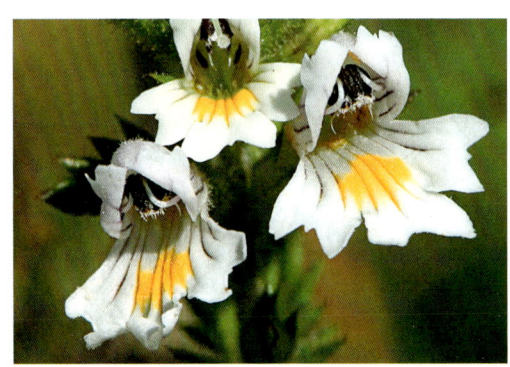

Bandscheibenvorfall

Jeder Bandscheibenvorfall muss fachlich abgeklärt werden. Eine begleitende homöopathische Behandlung ist aber von Nutzen. Im Zweifelsfall wenden Sie sich bitte an einen Arzt oder Heilpraktiker mit fundierten Kenntnissen in klassischer Homöopathie.

> nach Verletzung, Überanstrengung und nach Operation ist das erste Mittel immer: **Arnica D12, anfangs stündl. 1 Tabl.**
> durch Überanstrengung oder kalte Nässe. Typisch ist die schmerzliche Steifheit bei Bewegungsbeginn, während fortgesetzte, leichte Bewegung sowie Wärmeanwendungen bessern: **Rhus toxicodendron D12, 2× tgl. 1 Tabl.**
> Taubheit der Beine oder schießende Nervenschmerzen (auch wie Stromschläge) durch Nervenschädigung, z.B. durch Verletzung, Operation oder Überanstrengung: **Hypericum D12, 3× tgl. 1 Tabl.**
> in den beschwerdefreien Intervallen zur Stärkung der Bandscheibe: **Calcium fluoratum D12, 2× tgl. 1 Tabl.** im Wechsel mit **Silicea D6, 3× tgl. 1 Tabl.** im Wechsel mit **Calcium phosphoricum D6, 3× tgl. 1 Tabl.** (auch als Schüßler-Salze)

siehe auch: Ischias (Seite 83), Rückenschmerzen (Seite 103)

Besenreiser: siehe Krampfadern, Seite 88

Bindegewebsschwäche

> schlaffe Haut, Nagelwachstumsstörungen, Besenreiser-Venen, zunehmende Falten. Typisch sind würfelartige Falten unter den Augen und unschöne Narben: **Calcium fluoratum D12, 2× tgl. 1 Tabl.** (auch als Schüßler-Salz)
> Ihre Haut verliert zunehmend an Elastizität. Vorzeitige Alterserscheinungen mit vielen kleinen Falten im Gesicht. Haare und Nägel brüchig. Typischerweise sind Sie extrem kälteempfindlich: **Silicea D6, 3× tgl. 1 Tabl.** (auch als Schüßler-Salz)

Blähungen

> aufgetriebener Oberbauch mit Luftaufstoßen, Beklemmungsgefühl, Verlangen nach frischer Luft und oftmals übelriechenden Blähungen: **Carbo vegetabilis D12, 3× tgl. 1 Tabl.**
> mangelnde Verdauung mit starkem Rumpeln und Kollern, aufgetriebenem Unterbauch, meist geruchlosen Winden und einer Verschlechterung der Beschwerden am Nachmittag und frühen Abend. Sie vertragen nichts Enges um den Bauch und sind trotz Heißhunger nach wenigen Bissen voll: **Lycopodium D12, 3× tgl. 1 Tabl.**

> Ihr ganzer Bauch ist empfindlich aufgetrieben, die Blähungen sind übelriechend und Aufstoßen erleichtert nicht. Bewährt bei und nach Durchfällen: **China D6, 3× tgl. 1 Tabl.**
> Blähungen mit Verstopfung und krampfartigen Schmerzen, vor allem nach Völlerei oder nach zu viel Alkohol: **Nux vomica D12, 3× tgl. 1 Tabl.**
> Blähungen nach Zucker und Süßigkeiten, mit stark aufgetriebenem Bauch. Sie sind nervös und hektisch: **Argentum nitricum D12, 3× tgl. 1 Tabl.**
> durch mangelnde Verdauungstätigkeit oder Darminfekt sehr übelriechende Blähungen

GU-ERFOLGSTIPP

Blähungen ab 50 sind häufig auf eine verminderte Enzymtätigkeit und daraus folgende Verdauungsschwäche zurückzuführen. Die Speisen liegen unverdaut im Magen-Darm-Trakt und fangen zu gären an. Hilfreich dabei sind: langes, ausgiebiges Kauen, öfters kleinere Mahlzeiten sowie Amara (Bittermittel, z. B. »Schwedenbitter«) und Enzyme aus der Apotheke.

mit lautem Luftaufstoßen. Ihr Bauch ist aufgetrieben, stinken-
de Durchfälle: **Asa foetida D6, 3× tgl. 1 Tabl.**

> Blähungen, übelriechend »wie nach faulen Eiern«, mit mor-
gendlichem Stuhldrang, Wechsel von Durchfall und Verstopfung, vor allem nach Magen-Darm-Infektionen oder nach Einnahme von Antibiotika: **Sulfur D12, 3× tgl. 1 Tabl.**

Blasen- und Harnwegsbeschwerden

*Lassen Sie jeden Harnwegsinfekt spätestens nach 48 Stunden fach-
lich abklären und trinken Sie reichlich Wasser oder Nieren-Blasen-
Tee, um die Harnwege zu spülen.*

Bei akuter Entzündung:

> Anfangsmittel bei plötzlichem Beginn der Beschwerden, be-
sonders nach Kälte, Zugluft, Schreck oder Schock. Brennende,
schneidende Schmerzen und tröpfelnder Urin: **Aconitum D12,
anfangs stündl. 1 Tabl.**

> brennende Schmerzen während des Wasserlassens und andau-
ernder heftiger Harndrang, wobei oftmals nur wenige Tropfen
Urin gelassen werden können. Bei einer stärkeren Entzündung
bestehen schneidende Schmerzen vor, während und nach dem
Urinieren: **Cantharis D12, anfangs stündl. 1 Tabl.**

> häufiger Harndrang mit dem Gefühl, nicht fertig zu sein; oder
häufiger Gang zur Toilette aus Angst, den Urin nicht halten zu
können. Auch Brennen oder heftiges Stechen in der Harnröhre
sind typisch: **Apis D12, anfangs stündl. 1 Tabl.**

> akute Entzündung mit brennenden oder sogar pochenden
Schmerzen, die durch die geringste Erschütterung und durch
Druck schlimmer werden, eventuell auch mit hohem Fieber:
Belladonna D12, anfangs stündl. 1 Tabl.

> anhaltende Entzündung (eventuell zusammen mit Antibiotika)
mit Schmerzen, die in den gesamten Bauchraum ausstrahlen,
ständiger Harndrang, der keine Erleichterung bringt, Berührungsempfindlichkeit und übelriechender Nachtschweiß: **Mer-
curius sublimatus corrosivus D12, 3× tgl. 1 Tabl.**

Wiederkehrende Entzündungen, Reizblase:

> durch Verkühlung, nasse Füße oder Hormonstörungen kommt es zu wiederholten Blasenentzündungen. Typisch sind vermehrter Harndrang mit häufigem, auch unwillkürlichem Wasserlassen (z. B. beim Lachen oder Husten) und schleimiger Urin. Sie sind launenhaft und weinerlich: **Pulsatilla D12, 2× tgl. 1 Tabl.**

> große Anfälligkeit gegen Unterkühlung, Nässe und Wechsel der Jahreszeiten. Es besteht Harndrang mit nur wenig, aber trübem Urin. Häufig auch Muskelrheuma und Durchfall: **Dulcamara D6, 3× tgl. 1 Tabl.**

> häufiger Harndrang, wobei die Schmerzen am Ende des Wasserlassens stärker werden. Sie können nur im Stehen (schmerzfrei) urinieren: **Sarsaparilla D6, 3× tgl. 1 Tabl.**

> nervöse Reizblase durch bevorstehende Ereignisse. Sie sind hektisch und in Eile: **Argentum nitricum D12, 2× tgl. 1 Tabl.**

> Urin riecht stark ammoniakhaltig (wie Pferdeharn). Dabei splitterartig-stechende Schmerzen in der Harnröhre: **Acidum nitricum D12, 2× tgl. 1 Tabl.**

Beschwerden durch Verletzung, Katheter oder Operation:

> Verletzungen aller Art (auch beim Abgang von Nierensteinen oder durch Quetschung): **Arnica D12, 3× tgl. 1 Tabl.**

> durch Operation, sexuellen Missbrauch oder Exzess mit schmerzhafter, tröpfchenweiser Harnentleerung: **Staphysagria D12, 3× tgl. 1 Tabl.**

siehe auch: Harninkontinenz (Seite 73)

Blutdruck, erhöht (Hypertonie)

Ein dauerhaft erhöhter Blutdruck gehört fachlich abgeklärt.

Allgemein bewährt:

> mildes Herztonikum zur Regulierung des Blutdrucks. Bei unregelmäßigem Herzschlag und Herzvergrößerung. Sie sind erschöpft und kurzatmig: **Crataegus Urtinktur, 3× tgl. 10 Tr.**

> bei klopfenden, hämmernden Kopfschmerzen und Schwindel. Auch Herzklopfen und Herzstolpern kommen vor. Ihre Stimmung ist oftmals gedrückt: **Viscum album D2, 3× tgl. 10 Tr.**

Plötzlicher Bluthochdruck (hypertone Krise – ARZT!):

> plötzliches, heftiges Herzklopfen mit Unruhe und Todesangst, Blutandrang zum Kopf und Furcht, sterben zu müssen: **Aconitum D12, anfangs alle 15 Min. 1 Tabl.**
> plötzlich auftretende, klopfende Kopfschmerzen. Ihr Kopf ist rot und heiß, es klopft im ganzen Körper, Ihre Pupillen sind erweitert: **Belladonna D12, anfangs alle 15 Min. 1 Tabl.**
> hämmernde Kopfschmerzen. Sie glauben, Ihr Kopf platze. Es klopft bis in die Fingerspitzen. Ihr Gesicht ist dunkelrot oder blass: **Glonoinum D12, anfangs alle 15 Min. 1 Tabl.**

Wenn Sie eher ein gerötetes Gesicht haben:

> Kopfschmerzen, Ohrensausen, Nasenbluten und Benommenheit. Hitzegefühl und Blutandrang zum Kopf. Sie wollen zu keinem Arzt. Bewährt bei familiärer Hypertonie und nach Überanstrengung: **Arnica D12, 2× tgl. 1 Tabl.**
> dunkelrotes Gesicht, klopfende Kopfschmerzen, Schwindel, Druck auf der Brust. Sie leiden unter Gedächtnisschwäche. Sie neigen zu depressiv-aggressivem Verhalten und klagen sich selbst an: **Aurum metallicum D12, 2× tgl. 1 Tabl.**

Wenn Sie eher blass sind:

> Gedächtnisschwäche, Schwindel und Ohrensausen. Alle Körperfunktionen verhärten und verlangsamen. Sie neigen zu vorzeitiger Alterung, Vergesslichkeit, grauem Star und Übergewicht. Sie wirken verzagt und unentschlossen: **Barium carbonicum D12, 2× tgl. 1 Tabl.**
> blasse, schmutzige Hautfarbe, Schwindel und Kopfschmerzen. Sie wirken gleichgültig, depressiv und sind eher schlank mit trockener, faltiger Haut, einem harten, gespannten Puls und krampfartigen Bauchschmerzen mit Verstopfung: **Plumbum mctallicum D12, 2× tgl. 1 Tabl.**

DIE NUMMER 1 BEIM ALTERSHERZ

Crataegus, der Weißdorn, wirkt in dreifacher Hinsicht auf das Herz: Er trägt zur Verbesserung der Durchblutung bei, stärkt die Herzkraft und wirkt Rhythmusstörungen entgegen. Um einen positiven Effekt zu erzielen, muss die Tinktur über viele Monate eingenommen werden.

AUS DER PRAXIS

Rauchen erhöht die Blut-fettwerte, Knoblauch und Artischockenextrakte aus Apotheke oder Reformhaus senke sie.

siehe auch: Arteriosklerose (Seite 54), Durchblutungsstörungen (Seite 63), Herzbeschwerden (Seite 74)

Blutdruck, erniedrigt: siehe Kreislaufbeschwerden, Seite 89

Blutfettwerte (Cholesterin), erhöht

Die empfohlenen Homöopathika können nach Absprache mit Ihrem behandelnden Arzt oder Heilpraktiker eingenommen werden. Die üblichen diätischen Maßnahmen gelten aber nach wie vor. Achten Sie auf ausreichende Bewegung und bauen Sie Stress ab.

> erhöhte Cholesterinwerte: **Cholesterinum D12, 2× tgl. 1 Tabl.** im wöchentlichen Wechsel mit **Natrium choleninicum D6, 3× tgl. 1 Tabl.**

> erhöhte Blutfett- und Leberwerte: **Adlumia fungosa D3, 3× tgl. 1 Tabl.**

siehe auch: Leber- und Gallenprobleme (Seite 90)

Dupuytren-Kontraktur: siehe Sehnenprobleme, Seite 106

Blutzuckerwerte, erhöht

Alle Beschwerden gehören fachlich abgeklärt. Beim insulinabhängigen Diabetes Typ I kann die Homöopathie nicht helfen, da die Bauchspeicheldrüse ihre Insulinproduktion eingestellt hat, das heißt, hier ist eine Regulierung nicht mehr möglich. Eine begleitende Behandlung mit Homöopathika ist jedoch empfehlenswert. Die üblichen diätischen Maßnahmen müssen strikt eingehalten werden.

> bei leicht erhöhten Blutzuckerwerten: **Syzygium jambolanum D2, 3× tgl. 1 Tabl.**, eventuell im Wechsel mit einem der drei anderen Mittel.

> bei leicht erhöhten Blutzuckerwerten: **Datisca cannabina D2, 3× tgl. 1 Tabl.**, eventuell im Wechsel mit einem der drei anderen Mittel.

> Heißhunger, großer Durst und häufiges Wasserlassen von gro-

ßen Mengen Urins: **Acidum lacticum D12, 2× tgl. 1 Tabl.** Häufig bestehen zusätzlich Gelenkbeschwerden.

> mit Neigung zu Wasseransammlung (Ödemen), hellem, gelbem Stuhl, Blähungen und einer roten Nase (Säufernase): **Natrium sulfuricum D6, 3× tgl. 1 Tabl.**

Durchblutungsstörungen

Alle Durchblutungsstörungen gehören fachlich abgeklärt. Die nachstehenden Mittel können nach Absprache mit dem behandelnden Arzt oder Heilpraktiker eingenommen werden.

Allgemein bewährt:

> Durchblutungsstörungen des Herzens: **Crataegus Urtinktur, 3× tgl. 10 Tr.**

> Durchblutungsstörungen aller Art. Bewährt zur Förderung der Hirndurchblutung: **Ginkgo Urtinktur, 3× tgl. 10 Tr.**

Wenn Sie eher ein gerötetes Gesicht haben:

> rotes Gesicht, Kopfschmerzen, Schwindel, Ohrensausen, eventuell Nasenbluten und Zerschlagenheitsgefühl. Sie sind unruhig, schlaflos, benommen und wollen zu keinem Arzt. Bewährt bei Bluthochdruck, nach körperlicher Überanstrengung und Schlaganfall: **Arnica D12, 3× tgl. 1 Tabl.**

> vollblütiges rotes Gesicht, Blutwallungen zum Kopf und eventuell Bluthochdruck. Sie leiden unter Gedächtnisverlust, sind aggressiv bis depressiv: **Aurum metallicum D12, 2× tgl. 1 Tabl.**

Wenn Sie eher blass sind:

> Bluthochdruck, Schwindelgefühle und Vergesslichkeit: **Barium carbonicum D12, 2× tgl. 1 Tabl.**

> Sensibilitätsstörungen mit Taubheit, Kribbeln oder Brennen in Zehen, Fingern und Unterschenkeln sowie Krämpfe. Ob-

GU-ERFOLGSTIPP

Neue Studien haben ergeben, dass Zimt sowie dunkle (Diät-)Schokolade den Blutzuckerspiegel senken können. Gelüstet Sie also nach Süßem, dann können Sie sich und Ihrem Blutzuckerspiegel mit Zimtschokolade etwas Gutes tun. Rezept: Schmelzen Sie 200 g dunkle Diätschokolade im Wasserbad und rühren Sie 10 g fein gemahlenen Zimt unter. Anschließend gießen Sie die flüssige Masse in eine Form und stellen sie kalt.

wohl Ihre Haut sich kalt anfühlt, wird Wärme nicht toleriert. Sie müssen ständig die Glieder strecken oder reiben. Bewährt bei Gefäßkrämpfen, Raynaud'scher Erkrankung, Digitus mortuus, intermittierendem Hinken: **Secale cornutum D6, 3× tgl. 1 Tabl.**

> eiskalte, blasse Hände, Finger, Zehen oder Füße. Häufig mit feuchtem Schweiß, Zittern, Kribbeln und Ameisenlaufen sowie nach Anstrengung oder emotionalen Ereignissen. Mit Sehstörungen, Kreislaufschwäche, Kollaps und Übelkeit, Angina-Pectoris-artige Beschwerden und Herzkrämpfen. Dabei besteht Verlangen nach frischer Luft: **Tabacum D12, 3× tgl. 1 Tabl.**

> Sensibilitätsstörungen mit Taubheit, Kribbeln oder Brennen in den Beinen, besonders in den Unterschenkeln sowie Krämpfe. Kalte Haut mit Besserung durch Wärme. Nächtliche Krämpfe in den Waden oder in der Fußsohle. Sie müssen aufstehen und sich hinstellen. Bewährt beim intermittierenden Hinken: **Cuprum arsenicosum D12, 2× tgl. 1 Tabl.**

> blasse, schmutzige Hautfarbe, ständiges Zittern, Krämpfe. Die Haut ist äußerst berührungsempfindlich, doch fester Druck bessert. Schmerzen durch Anstrengung oder nachts. Sie müssen Ihre Glieder strecken und dehnen. Bewährt beim intermittierenden Hinken: **Plumbum metallicum D12, 2× tgl. 1 Tabl.**

> bereits nach kurzer Wegstrecke stechende Schmerzen in den Beinen, die oft kribbeln und unruhig sind. Angina-pectoris-Beschwerden. Bewährt beim intermittierenden Hinken: **Espeletia D3, 3× tgl. 10 Tr.**

siehe auch: Bluthochdruck (Seite 60), Arteriosklerose (Seite 54), Konzentrationsstörungen (Seite 122), Schwindel (Seite 105)

Ergrauen, frühzeitiges

> ganz allgemein bewährt: **Silicea D6, 3× tgl. 1 Tabl.,** gibt dem Haar mehr Spannkraft. Im Wechsel mit einem der beiden anderen Mittel (auch als Schüßler-Salz)

> gelblich fahle Haut und Haarausfall. Sie sehen frühzeitig gealtert aus, leiden unter vielen Blähungen, vertragen nichts Enges

um den Bauch und dulden keinen Widerspruch: **Lycopodium D12, 2× tgl. 1 Tabl.**

> durch seelische Konflikte, Kummer, Trauer und Gram. Auch Haarausfall. Sie wirken schnell erschöpft, apathisch, interesselos, brauchen viel Ruhe und Schlaf: **Acidum phosphoricum D6, 3× tgl. 1 Tabl.**

Erkältungskrankheiten

Eine verschleppte Erkältung, starke Beschwerden, anhaltend hohes Fieber und die richtige Influenza müssen Sie fachlich abklären lassen.

Vorbeugend:

> allgemein bewährt zur Stärkung der körpereigenen Abwehrkräfte: **Echinacea D2, 3× tgl. 10 Tr.**

> falls Sie die Grippeimpfung ablehnen oder nicht vertragen, aber dennoch vorbeugen möchten: **Influencinum D30, 3× 1× Wo. 3 Glob.** in Frühjahr und Herbst, wenn Grippewelle droht.

> beginnende Grippe mit Fieber, Gliederschmerzen innerhalb der ersten zwei Tage: **Oscillococcinum C200 1× tgl. 1 Dosis**

Bei einer Erkältung:

> allgemein bewährt in den frühen Stadien eines Infekts: **Ferrum phosphoricum D12, anfangs stündl. 1 Tabl.**

> plötzliche Beschwerden (häufig durch Kälte, Wind oder Schock ausgelöst), Frostschauer, gefolgt von Fieber ohne Schweiß mit großem Durst und Ängstlichkeit: **Aconitum D12, stündl. 1 Tabl.** (Nehmen Sie das Mittel gleich beim ersten Frösteln!)

> plötzliche Beschwerden (durch feuchte Kälte, Überhitzung, Sonne). Fieber mit schweißiger Haut, rotem Gesicht, pochenden Empfindungen: **Belladonna D12, anfangs stündl. 1 Tabl.**

> starke Glieder- und Kopfschmerzen, Zerschlagenheitsgefühl, eventuell Übelkeit: **Eupatorium D12, anfangs stündl. 1 Tabl.**, im Wechsel mit **Arnica D12, 3× tgl. 1 Tabl.**

VORBEUGEN MIT VITAMIN C

Wissen Sie, warum Gemsen so selten Schnupfen haben? Der Grund könnte in den 7000 mg Vitamin C liegen, die dieses Tier täglich selbst produziert. Der Mensch kann das Vitamin nicht selbst erzeugen und muss es mit der Nahrung zu sich nehmen. Beugen Sie deshalb Erkältungen vor, indem Sie täglich viel frisches Obst und 500 mg Vitamin C einnehmen.

IMMUNSYSTEM STÄRKEN

Stress und eine negative Lebenseinstellung schwächen unsere Infektabwehr und machen uns anfällig für Krankheiten. Versuchen Sie daher, belastende Faktoren so gut es geht auszuschalten oder wenigstens bewusst zu reduzieren.

> allmählicher Beginn mit stechenden Kopf- oder Brustschmerzen und schmerzendem Husten (Sie halten sich die Brust). Sie sind gereizt und wollen Ihre Ruhe, Bewegung verschlechtert. Mit gierigem Durst auf Kaltes: **Bryonia D12, anfangs stündl. 1 Tabl.**

> allmählicher Beginn. Sie sind müde, benommen, schlapp, klapprig, schwach, apathisch, durstlos. Bewährt bei Sommergrippe, schwülem Wetter, Virusinfektion oder Stress: **Gelsemium D12, anfangs stündl. 1 Tabl.**

Falten, Zellulitis

> zunehmende Faltenbildung. Typisch sind würfelartige Falten unter den Augen, Nagelwachstumsstörungen, Besenreiser-Venen und unschöne Narben: **Calcium fluoratum D12, 2× tgl. 1 Tabl.** (auch als Schüßler-Salz) und zusätzlich als Salbe auftragen.

> Sie haben viele kleine Falten im Gesicht, Ihre Haut verliert an Elastizität, zeigt vorzeitige Alterserscheinungen. Haare und Nägel sind brüchig, Hühneraugen: **Silicea D6, 3× tgl. 1 Tabl.** (auch als Schüßler-Salz) und zusätzlich als Salbe verwenden

Fersensporn

> Schüßlers biochemisches Salz gegen Verhärtungen aller Art: **Calcium fluoratum D12, 2× tgl. 1 Tabl.,** auch als biochemische Salbe erhältlich

> generell bewährt bei Erkrankungen der Knochen, auch bei anderen Knochenauswüchsen: **Hecla lava D6, 3× tgl. 1 Tabl.**

> bewährt bei Fersenschmerzen sowie bei Steißbeinprellung: **Castor equi D6, 3× tgl. 1 Tabl.**

Gelenkschmerzen

Starke, anhaltende Beschwerden sowie Entzündungen (siehe Arthritis, Seite 55) gehören fachlich abgeklärt. Begleitend ist eine homöopathische Behandlung sinnvoll und hilfreich.

Überanstrengt, verrenkt, zerschlagen:

> nach Überanstrengung, Zerrung, Verletzung. Das Gelenk fühlt sich verrenkt, zerschlagen an und ist stark berührungsempfindlich. Sie wollen das Gelenk bewegen, obwohl es nicht gut tut. Warme Auflagen und Ruhe bessern: **Arnica D12**, 3× tgl. 1 Tabl.

> obwohl anfangs schmerzhaft, bessern sich die Beschwerden durch leichte, aber andauernde Bewegung; daher wollen Sie das Gelenk bewegen. Anfangs steif, wie gelähmt, zerschlagen oder gequetscht. Das Gelenk kracht. Folgen von Überanstrengung, Zerrung, Nässe, Kälte. Wärme und Massage bessern: **Rhus toxicodendron D12**, 3× tgl. 1 Tabl.

> Reizung von Sehnen, Bändern und Knochenhaut. Folge von Überanstrengung. Schwäche der Gelenke, sie geben plötzlich nach: **Ruta D6**, 3× tgl. 1 Tabl.

Schultergelenk (Schulter-Arm-Schmerz):

> links: **Ferrum phosphoricum D12**, 3× tgl. 1 Tabl.

> rechts: **Ferrum metallicum D12**, 2× tgl. 1 Tabl.

> Schmerzen in den (steifen) Arm ausstrahlend mit Taubheitsgefühl und Kribbeln. Schlechter nachts sowie in Frühjahr und Herbst: **Hedera helix D6**, 3× tgl. 1 Tabl.

> Schulter-Nacken-Schmerzen, Nervenschmerzen von den Halswirbeln bis in die Finger ausstrahlend; auch mit Kopfschmerzen: **Lachnanthes D6**, 3× tgl. 1 Tabl.

Kleine Gelenke (meist an Händen und Füßen):

> ziehende, wandernde Schmerzen mit Bewegungseinschränkung. Schlechter durch Kälte und nachts, besser durch Wärme. Die Gelenke knacken. Bewährt in den Wechseljahren: **Caulophyllum D6**, 3× tgl. 1 Tabl.

Große Gelenke (Knie und Hüfte):

> Wärme und Ruhe bessern, Bewegung und Kälte verschlechtern: **Harpagophytum D6**, 3× tgl. 1 Tabl., auch als Salbe zur äußerlichen Anwendung erhältlich

AUF SÄURE-BASEN-HAUSHALT ACHTEN

Menschen mit chronischen Gelenkbeschwerden ernähren sich häufig zu sauer. Günstiger sind basische Lebensmittel wie Obst und Gemüse. Auf Zucker, Weißmehl, Alkohol und Kaffee sollten Sie dagegen weitestgehend verzichten.

Ellenbogen (Tennisarm, Golferellenbogen):

> bewährt bei Beschwerden der Sehnen und Bänder: **Ruta D6, 3× tgl. 1 Tabl.**

Kniegelenkerguss:

> bei oder nach einer Entzündung: **Sulfur iodatum D6, 3× tgl. 1 Tabl.**

> Gelenkerguss, teigig, blass, ohne Entzündung: **Kalium iodatum D6, 3× tgl. 1 Tabl.**

Fußknöchel:

> Folge von Umknicken und Verrenkung: **Arnica D12, 3× tgl. 1 Tabl.**, im Wechsel mit **Rhus toxicodendron D12, 3× tgl. 1 Tabl.**, im Wechsel mit **Symphytum D6, 3× tgl. 1 Tabl.**

Nach Operation oder Gelenkspiegelung:

> wichtigstes Mittel zur Wundheilung. Bei Bluterguss und Schwellung: **Arnica D12, anfangs stündl. 1 Tabl.**

> bei Verletzung der Nerven mit schießenden Schmerzen, Taubheit, Missempfindungen: **Hypericum D12, anfangs stündl. 1 Tabl.**

> wichtigstes Mittel bei Schnittwunden und nach Gelenkspiegelung: **Staphysagria D12, 3× tgl. 1 Tabl.**

siehe auch: Arthritis und Arthrose (Seite 55), Rheuma (Seite 101)

Gicht

Die Beschwerde gehört unbedingt fachlich abgeklärt, kann aber sowohl im akuten wie im chronischen Zustand sehr gut begleitend homöopathisch behandelt werden.

Allgemein bewährt:

> Gichttropfen: **Berberis D4, Acidum benzoicum e resina D4, Lithium carbonicum D6, je 3× tgl. 5 Tr.** (zusammen oder im Wechsel in viel Wasser einnehmen)

Akuter Anfall:

> blassrot geschwollen, stechende Schmerzen, kalte Auflagen lindern: **Apis D12, anfangs alle 10 Min. 1 Tabl.**

> knallrot geschwollen, pochende Schmerzen, warme Auflagen lindern: **Belladonna D12, anfangs alle 10 Min. 1 Tabl.**

Wiederkehrende Beschwerden:

> Gicht und Rheuma in den kleineren Gelenken mit schmerzhafter Gelenkschwellung und lähmungsartiger Schwäche: **Colchicum D12, 2× tgl. 1 Tabl.**

> Neigung zu erhöhter Harnsäure, Gichtknoten, trübem Urin, Nierengrieß, Blähungen. Sie sind frühzeitig ergraut: **Lycopodium D12, 2× tgl. 1 Tabl.**

siehe auch: Harnsäurewerte, erhöht (Seite 74)

WICHTIG

Eine (schweine-)fleischarme und basenreiche Diät (siehe Rheuma, Seite 101) und der völlige Verzicht auf Innereien schützen bei entsprechender Veranlagung vor einem akuten Gichtanfall. Seien Sie sparsam mit Alkohol! Nach Alkoholkonsum wird die Harnsäure langsamer abgebaut. Auch Hülsenfrüchte begünstigen bei Veranlagung einen Gichtanfall.

Gürtelrose (Herpes zoster)

Diese Beschwerde gehört fachlich abgeklärt, vor allem dann, wenn das Auge befallen scheint.

> bohrende, ziehende, schießende Schmerzen. Auch starkes Brennen und Jucken. Bläschen mit rotem Hof, die nässen und verkrusten. Schlechter nachts, durch Bettwärme und Kälte. Bewährt bei hochakuter Entzündung und zurückbleibenden Neuralgien nach Zoster: **Mezereum D12, 3× tgl. 1 Tabl.**

> schießende, stechende Nervenschmerzen am Brustkorb oder im Gesicht. (Bläuliche) Bläschen, die brennen, jucken und dann abtrocknen. Schlechter durch Kälte (Auslöser), Wetterwechsel und Berührung (selbst Kleidung): **Ranunculus bulbosus D6, 3× tgl. 1 Tabl.**

> juckende, brennende, stechende Schmerzen mit roten Bläschen auf roter Haut. Zerschlagenheitsgefühl. Folge von Kälte, Überanstrengung, Infekt. Sie müssen sich bewegen. Besser durch Wärme: **Rhus toxicodendron D12, 3× tgl. 1 Tabl.**

> brennende, schießende Schmerzen, besser durch Wärme. Rote Bläschen. Sie sind ruhelos, ängstlich, schwach und verfroren, haben Durst auf Warmes. Schlechter nachts, nach Mitternacht, durch Kälte und Kratzen: **Arsenicum album D12, 3× tgl. 1 Tabl.**
> Folge von lang anhaltendem Kummer beziehungsweise nach Grippe, Erkältung, Fieber oder Sonne. Brennende Schmerzen. Wässrige Bläschen mit ätzendem Inhalt und rot geschwollenem entzündlichem Hof. Sie neigen zu fettiger Haut und Lippenherpes: **Natrium chloratum (muriaticum) D12, 3× tgl. 1 Tabl.**

Haarausfall

Allgemein bewährt:

> Störung des Haarwuchses und Haarausfall ohne sichtbaren Anlass: **Calcium fluoratum D12, 2× tgl. 1 Tabl.**, im Wechsel mit **Silicea D6, 3× tgl. 1 Tabl.** (auch als Schüßler-Salze)

Folge von erschöpfenden Krankheiten, Arzneimitteln, Strahlenbehandlung, Stoffwechselbelastungen, Vergiftungen:

> trockene, glanzlose, struppige und schuppige Haare. Die Kopfhaut ist empfindlich, juckt und brennt. Oft mit Ausschlägen der Kopfhaut. Bettwärme wird schlecht vertragen; Sie strecken oft die heißen Füße aus dem Bett: **Sulfur D12, 2× tgl. 1 Tabl.**
> mit Mattigkeit, Abmagerung, zuweilen auch Nervenschmerzen und Missempfindungen an den Fußsohlen: **Thallium aceticum D12, 2× tgl. 1 Tabl.**
> mit Schwäche und Unruhe, vor allem nachts. Obwohl total erledigt, können Sie keine Ruhe finden und gehen auf und ab. Ihre Kopfhaut ist empfindlich, trocken, schuppig, sie juckt und brennt: **Arsenicum album D12, 2× tgl. 1 Tabl.**

> nach kräftezehrenden Krankheiten. Das Haar fällt in Büscheln aus. Sie sind leicht erschöpft. Nach dem Schlaf fühlen Sie sich zwar erholt, aber schon geringe Anstrengung schwächt: **Phosphorus D12, 2× tgl. 1 Tabl.**

Vorwiegend Störungen der Sexualhormone (zum Beispiel Wechseljahre, Impotenz):

> mit frühzeitigem Ergrauen. Sie sehen frühzeitig gealtert aus. Ihre Haut ist fahl und gelblich. Am Oberkörper und an den Beinen sind Sie abgemagert. Sie haben viele Blähungen (vor allem im Unterbauch), vertragen nichts Enges um den Bauch, dulden keinen Widerspruch und neigen zu Vergesslichkeit: **Lycopodium D12, 2× tgl. 1 Tabl.**
> bewährtes Mittel in den Wechseljahren. Sie sind müde, gereizt, erschöpft; würden am liebsten alles stehen und liegen lassen und abhauen. Sie schwitzen leicht, haben gelblich braune Flecken im Gesicht und dunkle Augenringe. Häufig besteht ein Senkungsgefühl im Unterleib: **Sepia D12, 2× tgl. 1 Tabl.**

TIPP

Bei kreisrundem Haarausfall helfen die Mittel Arsenicum album, Lycopodium, Phosphorus und Thallium aceticum je nach begleitender Symptomatik.

Vorwiegend psychische Gründe:

> Folge von Kummer, Trauer, Gram. Frühzeitiges Ergrauen der Haare. Sie wirken apathisch, interesselos, unkonzentriert, leicht abwesend und sind rasch erschöpft: **Acidum phosphoricum D6, 3× tgl. 1 Tabl.**
> besonders an der Stirn (Geheimratsecken) und im Schambereich. Die Haare fallen in Büscheln aus. Meist fettige Haut in der Stirn- und Augenpartie; die restliche Haut ist meist zu trocken, der Hals wird schnell faltig. Sie sind introvertiert und können erlittenes Unrecht nur schwer vergessen. Bewährt auch nach erschöpfenden Krankheiten: **Natrium chloratum (muriaticum) D12, 2× tgl. 1 Tabl.**

Hämorrhoiden

Alle Blutabsonderungen aus dem After müssen zum Ausschluss eines bösartigen Geschehens fachlich abgeklärt werden.

> allgemein bewährt: **Myrrhis odorata D3, 3× tgl. 5 Tr.**
> bei großen, dunkelroten Hämorrhoiden mit Fremdkörpergefühl im After. Nur selten bestehen Blutungen; dafür dumpfer Schmerz im unteren Rücken und Jucken bei Bettwärme. Besser durch kalte Waschungen. Bewährt bei chronischer Verstopfung: **Aesculus D6, 3× tgl. 1 Tabl.**
> dunkle, venöse Blutungen nach dem Stuhlgang. Große, dunkle Hämorrhoiden, die geschwollen und sehr berührungsempfindlich sind. Der After ist wund, wie gequetscht, dabei Rückenschwäche und Erschöpfung. Bewährt bei chronischer Verstopfung: **Hamamelis D6, 3× tgl. 1 Tabl.** (auch als Salbe für die äußerliche Anwendung)
> traubenförmig hervortretende Hämorrhoiden, die brennen und jucken; mit Blut- und Schleimabsonderungen. Viele Blähungen mit unfreiwilligem Stuhlabgang: **Aloe D6, 3× tgl. 1 Tabl.**
> starke Schmerzen sowie Brennen, Jucken und Nässen am Anus: **Paeonia D6, 3× tgl. 1 Tabl.** (auch als Salbe äußerlich)
> Verstopfung mit krampfartigen Beschwerden. Bewährt bei Alkohol- und Arzneimittelmissbrauch sowie bei Folgen von zu wenig Bewegung: **Nux vomica D12, 2× tgl. 1 Tabl.**
> im nicht entzündeten Stadium zur allgemeinen Festigung des Venengewebes: **Calcium fluoratum D12, 2× tgl. 1 Tabl.** (auch als Schüßler-Salz und als Salbe für die äußerliche Anwendung erhältlich)

siehe auch: Analfissur (Seite 54), Analekzem (Seite 54)

Hallux valgus

Der zu Grunde liegende Spreizfuß muss orthopädisch behandelt werden. Im Frühstadium hilft eine Nachtschiene. Unterstützend wirken folgende homöopathische Mittel:

> im nicht entzündeten Stadium: **Calcium fluoratum D12, 2× tgl. 1 Tabl.** (auch als Salbe äußerlich), im Wechsel mit **Silicea D6, 3× tgl. 1 Tabl.** (auch als Salbe äußerlich). Beide Mittel sind als Schüßler-Salze erhältlich.

> im entzündlichen Zustand mit stechenden Schmerzen, die durch kalte Auflagen besser werden: **Apis D12, anfangs stündl. 1 Tabl.**

Harninkontinenz

Nach fachlicher Klärung der körperlichen Ursache können die nachstehenden homöopathischen Mittel helfen:

> in Folge von Verkühlung, nassen Füßen oder Hormonstörungen kommt es zu wiederholten Blasenentzündungen. Typisch sind vermehrter Harndrang mit häufigem, auch unwillkürlichem Wasserlassen (beim Lachen oder Husten) und ein schleimiger Urin. Sie sind launenhaft und weinerlich, haben Verlangen nach frischer Luft und wenig Durst: **Pulsatilla D12, 3× tgl. 1 Tabl.**

> Gefühl, die Blase sei zu voll. Wasserlassen bringt dabei keine Erleichterung. Es besteht Harndrang unmittelbar nach dem Urinieren sowie unwillkürlicher Abgang von Harn und Stuhl: **Equisetum D4, 3× tgl. 5 Tr.**

> plötzlicher, heftiger Harndrang, so dass Sie die Toilette kaum erreichen. Häufiger Harndrang, auch nachts. Bewährt bei Reizblase und Blasenschwäche: **Petroselinum D4, 3× tgl. 5 Tr.**

> Urinabgang beim Husten oder Niesen durch Senkungsbeschwerden oder Stressinkontinenz im Klimakterium und später. Senkungsgefühl: Sie überkreuzen die Beine im Sitzen. Sie fühlen sich überfordert, erschöpft. Es besteht Abneigung gegen Sex und gegen die Familie: **Sepia D12, 2× tgl. 1 Tabl.**

> unfreiwilliger Harnabgang beim Lachen, Niesen oder Husten. Der Harn geht oft unbemerkt ab, häufig im ersten Schlaf. Auch brennende Schmerzen. Bewährt bei Blasenschwäche und Lähmung älterer Menschen, bei chronischer Blasenentzündung, Senkungsbeschwerden und bei Harnverhaltung nach einer Operation: **Causticum D12, 2× tgl. 1 Tabl.**

siehe auch: Blasen- und Harnwegsbeschwerden (Seite 59)

GU-ERFOLGSTIPP

Im nicht entzündlichen Stadium täglich kräftige Rotationsübungen mit der großen Zehe durchführen, um das Zehengrundgelenk flexibel zu halten. Damit werden auch Schmerzen vermieden. Dazu mit einer Hand den großen Zeh greifen und diesen kräftig nach außen rotieren, währenddessen mit der anderen Hand den Fuß fixieren.

Harnsäurewerte, erhöht

In Absprache mit dem Therapeuten:
> allgemein bewährt: **Perilla ocymoides D3, 3× tgl. 5 Tr.**

Herzbeschwerden

Alle Herzbeschwerden gehören umgehend fachlich abgeklärt. Eine begleitende homöopathische Behandlung ist aber möglich und sinnvoll, im Zweifelsfall mit Unterstützung eines erfahrenen Therapeuten.

Allgemein bewährt:
> mildes Herztonikum. Sie sind erschöpft, kurzatmig, leiden unter unregelmäßigem Herzschlag, Herzvergrößerung, Herzgeräuschen und Arteriosklerose. Das Mittel reguliert den Blutdruck, beruhigt und stärkt das Herz. Bewährt bei leichter Herzschwäche: **Crataegus Urtinktur, 3× bis 6× tgl. 5 bis 10 Tr.**

Herzschwäche (leichte bis mittlere Herzinsuffizienz):
> Herztonikum. Wasser in den Beinen (leichte Ödeme), unregelmäßiger Herzschlag und Herzstolpern. Sie sind schnell erschöpft, nachts dafür aber schlaflos und unruhig. Eventuell auch Atemnot: **Convallaria D2, 3× tgl. 1 Tabl.**

Herzklopfen, Herzrasen:
> plötzliches, heftiges, anfallsartiges Herzklopfen. Folgen von Angst, Schreck, Aufregung, trockener Kälte. Sie sind ängstlich, unruhig und glauben, sterben zu müssen: **Aconitum D12, anfangs alle 15 Min. 1 Tabl.**
> wie nach zu viel Kaffee: Herzklopfen, Unruhe, Herzstolpern, Herzrasen. Folge von Schreck und Freude: **Coffea D12, anfangs alle 15 Min. 1 Tabl.**
> durch Aufregung und Angst. Dabei sind Sie zittrig und schwach; Sie glauben, Ihr Herz bleibe stehen, Sie müssen sich bewegen. Bewährt vor Auftritten, Operationen etc.: **Gelsemium D12, anfangs alle 15 Min. 1 Tabl.**

STÄRKT DAS SCHWACHE HERZ
Convallaria majalis, das Maiglöckchen, fördert den regelmäßigen Herzschlag und wirkt zudem stark harntreibend, das heißt, es entlastet das Herz durch seine entwässernden Eigenschaften.

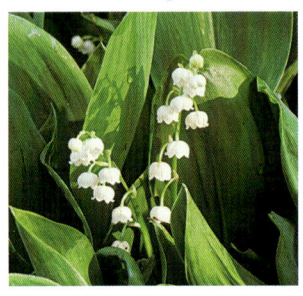

Herzstechen:

> mit Angst und Erregung. Spitze, stechende Schmerzen strahlen in den linken Arm und in die linke Schulter aus. Dabei heftiges Herzklopfen: **Spigelia D12, anfangs alle 15 Min. 1 Tabl.**

Herzenge (Angina pectoris) – akuter Anfall (ARZT!):

> plötzlicher, heftiger Anfall. Folgen von Angst, Schreck, Aufregung, trockener Kälte. Sie sind ängstlich, unruhig und glauben, sterben zu müssen: **Aconitum D12, anfangs alle 15 Min. 1 Tabl.**

> nach körperlicher Anstrengung; Schmerzen und Druck in der Brust. Es bestehen Angst und Unruhe. Sie fühlen sich zerschlagen. Sie wollen keine Hilfe, schicken den Arzt weg. Auch bewährt nach Herzinfarkt: **Arnica D12, anfangs alle 15 Min. 1 Tabl.**

> Gefühl, Ihr Herz werde von einer Faust gepackt, wie wenn es in einem Schraubstock stecke. Heftiger, scharfer Schmerz, der in den linken Arm ausstrahlt. Sie schreien auf, werden blass. Schlechter durch Anstrengung, Liegen auf der linken Seite und nachts. Ruhe bessert: **Cactus D12, anfangs alle 15 Min. 1 Tabl.**

> Sie erwachen aus dem Schlaf mit Atemnot und Abschnürungsgefühl in Brust und Hals. Dabei Hitzewallungen und Blutandrang zum Kopf, Sie müssen die Kleider öffnen. Dann blass und kalt mit ohnmachtähnlicher Schwäche. Sie reden viel und schnell, wirken ängstlich, argwöhnisch und sehr eifersüchtig: **Lachesis D12, anfangs alle 15 Min. 1 Tabl.**

> Ihr linker Arm ist vor Schmerzen wie gelähmt. Heftiger Schmerz in der linken Brust strahlt in den Arm aus. Auch Kribbeln. Große Angst. Sie glauben, zu sterben, zu ersticken, bekommen keine Luft mehr. Sie werden blass, kalt, blau: **Latrodectus mactans D12, anfangs alle 15 Min. 1 Tabl.**

Herzenge (Angina pectoris) – wiederkehrende Beschwerden:

> immer wieder ziehende, krampfartige Schmerzen mit Druck auf der Brust. Jeder Wetterwechsel beeinträchtigt Ihr Allgemeinbefinden. Bewährtes Mittel auch nach Herzinfarkt: **Myrtillocactus D3, 3× tgl. 1 Tabl.**

> Sie sind blass, schwach und krank, leiden unter großer Angst und Unruhe. Sie bekommen keine Luft, frieren, verlangen nach Wärme, fühlen aber brennende Schmerzen. Ihr Gesicht wirkt eingefallen: **Arsenicum album D12, 3× tgl. 1 Tabl.**

siehe auch: Durchblutungsstörungen (Seite 63), Arteriosklerose (Seite 54), Unruhe (Seite 115)

Hexenschuss (Lumbago)

Starke Schmerzen und Lähmungserscheinungen weisen auf einen Bandscheibenvorfall hin. Rufen Sie Ihren Arzt oder Heilpraktiker!

> akuter Hexenschuss. Sie können sich nicht bewegen. Es bestehen unerträgliche Schmerzen mit Prickeln und Ameisenlaufen. Sie sind verspannt, unruhig, haben Angst vor jeder Bewegung. Schlechter durch Bewegung und Wärme: **Aconitum D12, anfangs stündl. 1 Tabl.**

> Folge von Überanstrengung und Verheben. Gefühl wie verrenkt, geprellt oder zerschlagen. Der Rücken ist sehr druckempfindlich, das Bett zu hart: **Arnica D12, anfangs stündl. 1 Tabl.**

> stechende, schießende Schmerzen bei der geringsten Bewegung. Wärme wird nicht vertragen. Sie müssen sich absolut ruhig halten, sind gereizt, ärgerlich, sehr durstig. Beschwerden werden schlechter durch Drehbewegungen, besser beim Liegen auf der schmerzhaften Seite: **Bryonia D12, anfangs stündl. 1 Tabl.**

> durch Verletzung (Verheben), Kälte und Nässe. Typisch: leichte andauernde Bewegung (obwohl anfangs steif und schmerzhaft) und Wärme bessern. Reißende Ischias-Schmerzen mit taubem, lahmem und eingeschlafenem Gefühl. Sie fühlen sich ruhelos. Besser durch Wärme und Massagen oder beim Liegen auf harter Unterlage: **Rhus toxicodendron D12, anfangs stündl. 1 Tabl.**

> Folge von Kälte und Zug, ungesunder, sitzender Lebensweise und Stress. Krampfartig reißende Schmerzen werden schlimmer durch Bewegung und besser durch Wärme; steif am Mor-

gen, mit Kribbeln oder taubem Gefühl im Kreuz oder in den Beinen. Sie müssen sich aufsetzen, um sich im Bett umdrehen zu können, und sind sehr gereizt: **Nux vomica D12, anfangs stündl. 1 Tabl.**

> heftige Schmerzen und Krämpfe, die im Sitzen schlechter werden: **Antimonium crudum D12, anfangs stündl. 1 Tabl.**

> chronischer oder immer wiederkehrender Lumbago durch Bindegewebsschwäche oder bei Beschwerden mit den Bandscheiben sowie müder, steifer Rücken und krachende Gelenke. Besser durch Wärme: **Calcium fluoratum D12, 2× tgl. 1 Tabl.** (auch als Schüßler-Salz erhältlich)

siehe auch: Ischias (Seite 83), Rückenschmerzen (Seite 103), Bandscheibenvorfall (Seite 57)

Hühneraugen, Hornhautwucherungen, Schwielen

> Hornhautschwielen (besonders an den Fersen mit tiefen Rissen), Hühneraugen, Dornwarzen, Tendenz zu Nagelpilz und Nagelstörungen. Sie neigen zu Übergewicht und Verdauungsstörungen: **Antimonium crudum D12, 2× tgl. 1 Tabl.**

> schmerzende Hühneraugen. Die Fußsohlen brennen und schmerzen, oftmals sind sie stark verhornt. Häufig auch Nagelstörungen. Sie neigen zu kalten Schweißfüßen und sind extrem kälteempfindlich: **Silicea D6, 3× tgl. 1 Tabl.** (auch als Salbe äußerlich anwendbar oder innerlich als Schüßler-Salz)

> brennende, drückende, bohrende Hühneraugen: **Causticum D12, 2× tgl. 1 Tabl.**

Husten

Jede akute wie chronische Bronchitis, starke Schmerzen in der Brust, hohes Fieber, Atemnot, blutiger Auswurf, Verdacht auf Lungenentzündung, Bronchialasthma, Emphysem und chronischer Husten gehören fachlich abgeklärt. Homöopathika können unterstützend eingenommen werden.

> bewährt bei Rippenfellentzündung: **Bryonia** (Seite 78)
> bewährt bei Emphysem, Altersbronchitis, Asthmabronchitis: **Ammonium carbonicum** (Seite 80), **Tartarus stibiatus** (Seite 79), **Antimonium sulfuratum aurantiacum** (Seite 80), **Carbo vegetabilis** (Seite 80), **Grindelia** (Seite 80), **Hepar sulfuris** (Seite 79), **Senega** (Seite 80), **Stannum** (Seite 80)

Trockener Husten bei grippalem Infekt und Erkältung:

> plötzlich auftretender, bellender Husten, der schmerzhaft oder auch krampfartig ist. Die Hustenstöße erschüttern den ganzen Körper. Mit Kratzen und Engegefühl im Hals oder Halsschmerzen. Folge von feuchtkalter Witterung: **Belladonna D12, anfangs stündl. 1 Tabl.**
> allmählich sich entwickelnder Infekt mit Schnupfen, Kopfschmerzen, Halsschmerzen und Schluckbeschwerden. Stechende Brustschmerzen bei hartem, trockenem Reizhusten; Sie halten sich deshalb den Brustkorb. Wärme verschlimmert. Oft besteht gieriger Durst auf Kaltes. Sie sind gereizt, möchten Ihre Ruhe: **Bryonia D12, anfangs stündl. 1 Tabl.**
> in die Bronchien absteigender Infekt. Er beginnt mit Niesen und Schnupfen, gefolgt von Völlegefühl an der Nasenwurzel. Dann steigt der Infekt in die Bronchien hinab. Es folgt ein lästiger, trockener, hackender Husten mit Schmerzen vom Brustbein bis zur Wirbelsäule. Sie fühlen sich »vergrippt«: **Sticta D6, anfangs stündl. 1 Tabl.**
> Rachenkatarrh: Andauernde kleine Hustenanfälle und Hüsteln, die sich nicht unterbrechen lassen. Sie werden durch kalte Luft oder durch Schleim ausgelöst, der hinten am Rachen hinunterläuft. Schlechter tagsüber, besser durch Wärme. Häufig bestehen Stirnkopfschmerzen: **Corralium rubrum D6, anfangs stündl. 1 Tabl.**

Trockener, vorwiegend krampfartiger Husten:

> nächtlicher spastischer Reizhusten, der gleich nach dem Hinlegen beginnt. Aufsetzen bessert. Erschöpfender Husten, auch

---

SCHLEIMSTOFFE SCHÜTZEN

Für den trockenen Reizhusten eignen sich zusätzlich Präparate mit pflanzlichen Schleimstoffen. Diese sind vor allem in Eibisch oder in der Königskerze enthalten.

---

mit Schwitzen. Bewährt bei nervösen Menschen, die zu Schlaf-losigkeit neigen. Beim Husten können Harn und Stuhl abge-hen: **Hyoscyamus D12, 2× tgl. 1 Tabl.**

> anhaltender Kitzelreiz im Kehlkopf oder hinter dem Brustbein. Sie halten sich den schmerzenden Brustkorb beim Husten, der durch Kälte, Luftzug oder Mundatmung ausgelöst wird, und sind sehr kälteempfindlich. Besser durch Wärme und Bede-cken des Mundes: **Rumex D6, 3× tgl. 1 Tabl.**

Trockener Husten mit Heiserkeit:

> Kehlkopfhusten mit krächzender, heiserer, aber nicht tiefer Stimme und trockenem, bellendem, abgehacktem Husten. Ge-fühl wie durch einen Schwamm zu atmen. Der Kehlkopf ist sehr berührungsempfindlich. Sie müssen sich ständig räus-pern. Warme Speisen und Getränke bessern: **Spongia D6, 3× tgl. 1 Tabl.**

Feuchter Husten mit zähem Auswurf:

> nächtliche Hustenkrämpfe mit schwer abzuhustendem Schleim. Beschwerden sind deutlich schlechter im Liegen: **Conium D12, anfangs stündl. 1 Tabl.**

> der geringste Kältereiz löst Husten aus, der anfangs trocken ist, später rasselnd mit zähem, gelbem Auswurf. Er lässt sich nur schwer abhusten; daher sind Erstickungsgefühle möglich. Oft-mals sind Sie heiser bis tonlos, ärgerlich und aufbrausend, mü-de und erschöpft. Häufig mit verstopfter Nase und stechenden Kopfschmerzen verbunden. Warmes Einhüllen, feuchte Wärme (Dampfbäder) und warme Getränke bessern: **Hepar sulfuris D12, 3× tgl. 1 Tabl.**

> tiefer, rasselnder, erstickender Husten mit reichlich zähem, weißlichem Schleim, der nur unter großer Mühe und Würgen abgehustet werden kann; dabei Kurzatmigkeit, Atemnot und Übelkeit. Bewährt bei blassen, schwachen und erschöpften Menschen. Es besteht Verlangen nach frischer Luft. Die Be-schwerden sind nachts und im Liegen schlechter: **Tartarus sti-biatus D6, 3× tgl. 1 Tabl.**

Feuchter Husten mit lockerem Auswurf:

> reichliche Schleimansammlung mit zähem, rasselndem Schleim, der in großen Mengen abgehustet wird. Bewährtes Mittel zur Schleimlösung: **Antimonium sulfuratum aurantiacum D4, 3× tgl. 1 Tabl.**

Chronischer Husten:

> tiefsitzender, rasselnder Husten mit großen Mengen von zähem, gelbem Schleim in der Brust, der aber kaum abgehustet werden kann. Es bestehen Atemnot (besonders frühmorgens), Kreislaufschwäche und Herzklopfen. Sie vertragen weder Wärme noch Kälte: **Ammonium carbonicum D6, 3× tgl. 1 Tabl.**

> hohler Husten mit Rasseln in der Brust. Der Schleim ist lose, gelb oder grünlich und süßlich. Sie sind schwach und müssen sich setzen. Sprechen führt zu Schwäche in Hals und Brust: **Stannum D6, 3× tgl. 1 Tabl.**

> Erstickungsgefühl im Liegen; Sie hören nachts zu atmen auf und schrecken aus dem Schlaf auf. Keuchende rasselnde Atmung mit schwerlöslichem Schleim: **Grindelia D4, 3× tgl. 1 Tabl.**

> trockener Husten und wunde Schmerzen im Brustkorb. Zäher Schleim verursacht Atemnot. Sie sind schwach. Ihr Gesicht wirkt aufgedunsen: **Senega D4, 3× tgl. 1 Tabl.**

> Atemnot mit starkem Verlangen nach frischer Luft; bläuliche Lippen; Ihre Atmung ist pfeifend, rasselnd, die Lippen sind bläulich, die Brustschmerzen brennend. Sie sind äußerst schwach und kalt: **Carbo vegetabilis D12, 2× tgl. 1 Tabl.**

Implantate und zahnärztliche Eingriffe

Nach dem zahnärztlichen Eingriff:

> nach Zahnentfernung oder Parodontosebehandlung. Das Mittel fördert die Heilung, stillt die Blutung und lindert den Schmerz: **Arnica D12, anfangs stündl. 1 Tabl.**

> Nervenschmerzen, z.B. in Folge einer Zahnwurzelbehandlung oder nach dem Ziehen eines Nervs: **Hypericum D12, anfangs stündl. 1 Tabl.**, im Wechsel mit **Arnica D12, stündl. 1 Tabl.**

> zur Vermeidung einer Infektion: **Hydrastis D4, 3× tgl. 1 Tabl.**
> hellrote Blutungen: **Phosphorus D12, anfangs stündl. 1 Tabl.**

Kieferprobleme, wackelnde Zähne, Beschwerden mit Implantaten:

> das Zahnfleisch bildet sich zurück, die Zähne lockern sich. Auch bei empfindlichen Zahnhälsen und bei Zahn- und Knochenfisteln mit eitrigem Sekret. Wärmeanwendungen bessern: **Silicea D6, 3× tgl. 1 Tabl.** (auch als Schüßler-Salz möglich)
> Kieferschwund, wackelnde Implantate, weicher Zahnschmelz, viele Füllungen: **Calcium fluoratum D12, 2× tgl. 1 Tabl.** (auch als Schüßler-Salz möglich)
> Veränderungen der Kieferknochen, Probleme mit Implantaten, Zahnfleischabszess, kariöse Zähne mit neuralgischen Schmerzen: **Hekla lava D6, 3× tgl. 1 Tabl.**

siehe auch: Zahnfleischbeschwerden (Entzündung, Schwund, Parodontose, Probleme mit Zahnprothese) (Seite 112)

Impotenz und Libidoverlust

Anhaltende Beschwerden gehören fachlich abgeklärt.

Allgemein bewährt:

> bei sexuellen Schwächezuständen als Tonikum und Aphrodisiakum: südamerikanisches Potenzholz **Muira Puama D1, 3× tgl. 5 bis 10 Tr.**
> als Tonikum nach geistiger und körperlicher Überanstrengung. Schwächegefühl nach Sex. Sie neigen zu Rückenproblemen: **Ginseng D2, 3× tgl. 5 bis 10 Tr.**

In frühen Stadien, bei Hormonstörungen:

> Impotenz mit Kälte und Schlaffheit des Gliedes sowie Libidoverlust. Oder anhaltende Erektionen bei erhöhtem Trieb. Bewährt in den frühen Stadien der Impotenz aufgrund hormoneller Schwankungen. Sie fühlen sich bedrückt, traurig und grübeln oft über den Tod: **Agnus castus D12, 2× tgl. 1 Tabl.**

WICHTIG
Damit sich die Wunde nicht entzündet und schnell heilt, den Mund mehrmals täglich mit Calendula-Tinktur (1:10 mit Wasser verdünnt) ausspülen.

> mangelnde Erektion: Während der Erregung erschlafft der Penis. Oder vorzeitiger Samenerguss. Erektion im Halbschlaf, Penis erschlafft beim Erwachen. Auch Libidoverlust und ausbleibender Orgasmus. Juckende Genitalien. Folgen von Nikotin- und Genussmittelkonsum: **Caladium D3, 3× tgl. 5 Tr.**

> Prostatabeschwerden mit reduzierter Potenz, das Glied ist kalt und erschlafft. Oder gesteigerter Sexualtrieb mit schmerzhafter Ejakulation, Rückenschmerzen nach Koitus und Schmerzen in den Hoden: **Sabal serrulatum D1, 3× tgl. 5 bis 10 Tr.**

Verletzung, Prellung, Operation:

> das homöopathische Wundheilmittel: **Arnica D12, 3× tgl. 1 Tabl.**

In höherem Alter oder bei vorzeitiger Alterung:

> leicht sexuell erregt, aber die Erektion ist schwach und verspätet. Unwillkürlicher Abgang von Prostatasekret oder Samenflüssigkeit. Der Harn tröpfelt nach. Nach dem Geschlechtsverkehr geschwächt. Es bestehen ziehende Schmerzen in den Hoden. Sie neigen zu fetter, öliger Haut und Haarausfall. Folgen von Alkohol und Kaffee: **Selenium D12, 2× tgl. 1 Tabl.**

> sexuelle Erregung mit geschwächter Potenz. Sexuelles Verlangen, aber ohne Erektion. Auch unwillkürlicher Samenabgang. Sie fühlen sich schwindelig, nervös, zittrig; schwitzen bei der geringsten Anstrengung, sind schwach, erschöpft und menschenscheu. Bewährt bei Beschwerden durch unterdrückten Sexualtrieb und bei älteren Männern. Alkohol wird schlecht vertragen: **Conium D12, 2× tgl. 1 Tabl.**

> Sie geben sich souverän, gelassen und locker. Doch hinter dieser Fassade herrscht Angst vor dem Versagen. Sie sind jähzornig, vertragen keinen Widerspruch, lassen den aufgestauten Frust an Schwächeren aus. Ihr Sexualtrieb und das Verlangen sind zwar stark, doch gerade beim eigenen Partner sind Sie impotent. Beim Sex sind Sie schnell erschöpft, die Erektion ist eher schwach und Sie schlafen eventuell beim Koitus ein: **Lycopodium D12, 2× tgl. 1 Tabl.**

Infektanfälligkeit

> zur Stärkung der Abwehrkräfte. Auch bei allen entzündlichen und fieberhaften Erkrankungen: **Echinacea angustifolia D2, anfangs mehrmals tgl. 5 Tr., sonst 3× tgl. 5 Tr.**
> Folge latenter Blutarmut mit blassem Gesicht, das sich schnell rötet. Bewährt auch bei Entzündungen: **Ferrum phosphoricum D12, 2× tgl. 1 Tabl.** (auch als Schüßler-Salz)
> Neigung zu chronischen Entzündungen sowie Erkältungen mit gelbgrünem Schleim. Sie haben kalte, schweißige Hände und Füße, unreine, fettige Haut, Warzen, Polypen (Nase, Darm, Uterus). Folgen von Impfungen. Kälte und Nässe verschlimmern, Wärme bessert: **Thuja D12, 2× tgl. 1 Tabl.**
> nach (Magen-Darm-)Infekten zur Entgiftung und Darmsanierung, besonders wenn Antibiotika eingenommen wurden: **Okoubaka D2, 3× tgl. 5 Tr.**

WICHTIG
Echinacea nicht nehmen bei erwiesener Allergie gegen Korbblütler sowie bei sämtlichen Autoimmunkrankheiten!

Typenmittel:

> starke Erkältungsneigung und extreme Empfindlichkeit auf Kälte. Sie neigen zu Eiterungen und Nagelstörungen, haben einen eher schwachen, zierlichen Körperbau und neigen zu Unentschlossenheit: **Silicea D6, 3× tgl. 1 Tabl.**
> Infektanfällig durch feuchte Kälte. Stickig warme Räume werden nicht toleriert. Auffallender Wechsel von Stimmungen (launisch) und Beschwerden. Sie neigen zu weißlich bis gelbgrünen, milden Absonderungen aus Nase, Rachen, Ohr und Scheide. Sie wollen nicht alleine sein: **Pulsatilla D12, 2× tgl. 1 Tabl.**
> Infektanfällig durch Kälte und Überforderung. Sie neigen zu Übergewicht, essen gerne Eier und Süßes, kommen schnell außer Atem und schwitzen leicht: **Calcium carbonicum D12, 2× tgl. 1 Tabl.**

Ischias

Starke und anhaltende Beschwerden oder Lähmungen gehören unbedingt fachlich abgeklärt.

Plötzliche akute Schmerzen:

> hochakuter Ischias. Sie können sich überhaupt nicht bewegen. Die kleinste Bewegung bereitet unerträgliche Schmerzen. Auch mit Ameisenlaufen und Prickeln. Sie sind unruhig, verspannt, haben Angst vor jeder Bewegung: **Aconitum D12, anfangs stündl. 1 Tabl.**

> heftigste Schmerzen, die Sie wütend machen. Sie wissen nicht mehr, was Sie dagegen machen sollen, werfen sich hin und her. Der Schmerz zieht hinunter bis in die Fußsohle, mit Taubheit, Schwäche und brennenden Fußsohlen: **Chamomilla D12, anfangs stündl. 1 Tabl.**

> Sie müssen vor Schmerzen das Bein beugen und anziehen oder sich zusammenkrümmen. Blitzartige, einschießende Nervenschmerzen durch Kälte, Zorn oder Ärger. Sie sind unruhig, sehr ärgerlich, regen sich schnell auf. Beschwerden bessern sich durch Wärme, Druck und beim Liegen auf der schmerzhaften Seite: **Colocynthis D6, anfangs stündl. 1 Tabl.**

> blitzartig schießende, stechende und krampfende Schmerzen, die plötzlich kommen und gehen. Sie sind nervlich »angeschlagen«, matt und erschöpft. Beschwerden werden schlechter durch Kälte, besser durch Wärmeanwendung und Massage: **Magnesium phosphoricum D12, anfangs stündl. 1 Tabl.** (auch als Schüßler-Salz)

> Schmerzen, als ob Sie sich überanstrengt oder gezerrt hätten. Sie fühlen sich zerschlagen, lahm und wund. Rücken und Bein sind sehr empfindlich, das Bett fühlt sich zu hart an. Bewährt nach Überanstrengung, Verletzung, Verrenkung: **Arnica D12, anfangs stündl. 1 Tabl.**

Anhaltende, wiederkehrende Beschwerden:

> obwohl anfangs schmerzhaft, bessert andauernde, leichte Bewegung. Reißende Schmerzen mit taubem, lahmem, wie verrenktem Gefühl; auch mit Kribbeln. Sie sind ruhelos. Folge von Überanstrengung, Verheben, Bandscheibenvorfall, Nässe und Kälte. Besser durch Wärmeanwendung und Massagen: **Rhus toxicodendron D12, 2× tgl. 1 Tabl.**

SCHON GEWUSST?
Der Ischiasnerv ist der längste und dickste Nerv. Er entspringt im Gesäßbereich und verläuft von der Rückseite des Oberschenkels bis hinunter zum Fuß.

> sehr bewährt bei Hexenschuss und Ischias mit schneidenden und stechenden Schmerzen bis in den Fuß, die sich mit typischem Taubheitsgefühl, Ameisenlaufen sowie Fuß- oder Wadenkrämpfen abwechseln: **Gnaphalium D4, 3× bis 6× tgl. 1 Tabl.**
> brennende, reißende Schmerzen mit banger Unruhe, vorwiegend nachts. Die Schmerzen treiben Sie umher. Sie sind erschöpft, ausgelaugt und sehr kälteempfindlich, verlangen nach Wärme und warmen Getränken: **Arsenicum album D12, 2× tgl. 1 Tabl.**

siehe auch: Hexenschuss (Seite 76), Rheuma (Seite 101)

Karpaltunnel-Syndrom

Die Beschwerde, die durch Kompression eines Nervs entsteht, gehört fachlich abgeklärt. Folgende Mittel können in Absprache mit dem Therapeuten eingenommen werden:

> Kribbeln in den Fingern aufgrund der Nervenschädigung. Auch Taubheits- und Kältegefühle. Folge von Nervenverletzungen (Kopf, Halswirbelsäule, Arme) und Stoffwechselerkrankungen: **Hypericum D12, 2× tgl. 1 Tabl.**
> Kribbeln in den Fingern aufgrund von Durchblutungsstörungen. Auch Taubheits- und Kältegefühle. Ausgeprägte Schmerzen mit Brennen, Kribbeln und weißbläulicher Hautverfärbung: **Secale cornutum D12, 2× tgl. 1 Tabl.**
> nächtliche Schmerzen und Kribbeln in den Händen, die oft feucht und kalt sind (Froschhände). Schulterschmerzen strahlen in den (steifen) Arm aus; mit Taubheitsgefühl und Kribbeln. Schlechter in Frühjahr und Herbst: **Hedera helix D6, 3× tgl. 1 Tabl.**

siehe auch: Gelenkschmerzen (Seite 66)

Kopfschmerzen/Migräne

Vor allem Spannungskopfschmerzen lassen sich gut homöopathisch behandeln. Ungewohnte, neue oder sehr starke Beschwerden müssen Sie unbedingt fachlich abklären lassen.

Eher Kopfschmerzen:

> plötzliche, heftige, klopfende, berstende Kopfschmerzen; vor allem über den Augen und eher rechtsseitig. Gesicht und Augen sind gerötet, Kopfhaut und Haare sind sehr empfindlich. Bewährt bei grippalem Infekt, Verkühlung, Stockschnupfen, Sonnenstich, Migräne: **Belladonna D12, anfangs stündl. 1 Tabl.**

> dumpfe, schwere, auch pulsierende Kopfschmerzen, die vom Nacken zu einem oder beiden Augen aufsteigen. Gefühl, als sei der Kopf in einem Schraubstock eingespannt. Spannungskopfschmerz durch Stress, Erwartungsängste, Kummer und Sorgen. Sehstörungen vor oder während der Kopfschmerzen mit verwischter oder verschwommener Sicht. Sie sind müde, schlapp und zittrig. Bewährt bei grippalem Infekt, schwülem Wetter, Nackenschmerzen, seelischer Aufregung, Ängsten und Migräne. Schlechter abends, in der Sonne, durch Tabak: **Gelsemium D12, anfangs stündl. 1 Tabl.**

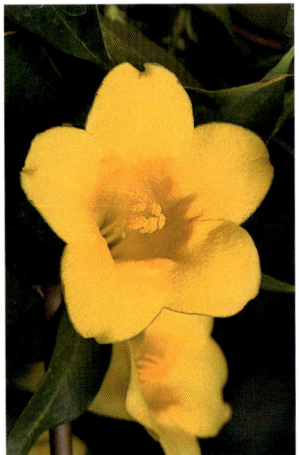

Gelsemium, der gelbe Jasmin, ist ein bewährtes Mittel bei Kopfschmerzen, die an der Sonne schlechter werden.

> katerartige Kopfschmerzen als Folge von zu reichlicher, zu schwerer oder verdorbener Nahrung, zu viel Alkohol, Nikotin, Kaffee, zu wenig Schlaf, zu viel Aufputsch- und Schmerzmitteln. Auch Spannungskopfschmerzen durch Stress. Mit Übelkeit und Würgereiz, besonders am frühen Morgen. Schmerzen eher im Hinterkopf, eventuell mit steifem Nacken. Sie sind äußerst empfindlich gegen Kälte und Luftzug, reizbar, ärgerlich bis cholerisch: **Nux vomica D12, anfangs stündl. 1 Tabl.**

> Kopfschmerz mit Müdigkeit, Erschöpfung und Kreislaufbeschwerden wie Flimmern vor den Augen, Übelkeit, Herzklopfen: **Haplopappus D3, anfangs stündl. 1 Tabl.**

Eher Migräne:

> Sehstörungen vor und während der Migräne. Mit Flimmern vor den Augen und Doppeltsehen; Stirn- oder Schläfenkopfschmerz (eher links). Mit Schwindel, Benommenheit und Schwäche. Schmerzen beim Aufstehen, die sich bis zum Erbrechen steigern und dadurch besser werden. Die Periode ist zu früh und zu stark oder zu spät. Sie sind gestresst, überfordert, weinerlich, launisch, wollen alleine sein. Bewährtes Akutmittel

bei Migräne der Frau. Besser durch Bewegung und durch Wärme: **Cyclamen D12, anfangs stündl. 1 Tabl.**

> roter Kopf, Hitzewallung, Übelkeit und Erbrechen. Die Schmerzen beginnen im Hinterkopf und setzen sich über dem rechten Auge fest. Berstende, pulsierende Kopfschmerzen bei galligem, cholerischem Temperament. Die Schmerzen beginnen meist am Morgen, sind mittags unerträglich und werden gegen Nachmittag besser. Oder sie beginnen abends und steigern sich dann ins Unerträgliche; Aufstoßen oder Erbrechen erleichtern. Bewährtes Mittel während der Wechseljahre und bei Bluthochdruck: **Sanguinaria D12, anfangs stündl. 1 Tabl.**

> Gefühl, der Schädel »platze« vor lauter Pochen. Jeder Pulsschlag wird im Kopf gefühlt. Ihr Gesicht ist heiß, blaurot, später blass. Die Kopfschmerzen steigen vom Nacken auf und sind eher linksseitig, dazu Erbrechen. Schlechter durch Wärme und Sonne, bei Erschütterung oder Bewegung des Kopfes, im Liegen, bei Anstrengung und durch Alkohol. Bewährt bei Sonnenstich, Migräne und Bluthochdruck: **Glononium D12, anfangs stündl. 1 Tabl.**

> Kopfschmerzen mit saurem Aufstoßen und Erbrechen, vorwiegend an freien Tagen (»Wochenendmigräne«). Vor den Schmerzen bestehen meist Sehstörungen mit verschwommener Sicht; Sie können stellenweise gar nichts mehr sehen. Schmerzen in Stirn, Schläfe oder Hinterkopf. Erbrechen erleichtert nicht. Die Schmerzen treten periodisch auf. Bewährt bei Magen-Darm-Störungen und Migräne: **Iris D6, anfangs stündl. 1 Tabl.**

> Nackenverspannungen und druckempfindliche Halswirbelsäule. Ihre Schmerzen beginnen im Nacken und ziehen bis zu den Augen (eher links), aber auch zu Wangen und Kiefer. Es ist ein Schmerz, als ob die Schädeldecke wegflöge. Körperliche Beschwerden und depressive, verzweifelte Stimmung wechseln sich bei Ihnen ab. Sie sind zudem nervös und sehr redselig. Bewährt bei hormonellen Störungen (Wechseljahre), bei Migräne und Nackenschmerzen: **Cimicifuga D12, anfangs stündl. 1 Tabl.**

> stechende, wogende Stirn- und Schläfenkopfschmerzen, oft einseitig am linken Auge. Sie sind müde und erschöpft, »haben ge-

GRENZEN DER SELBSTBEHANDLUNG

Menschen, die unter immer wiederkehrender Migräne leiden, sollten sich konstitutionell bei einem klassischen Homöopathen behandeln lassen.

nug«, wollen alleine sein, sind gereizt und depressiv. Sie haben kalte Hände und Füße, häufig Hungerkopfschmerzen mit Übelkeit und Schwindel. Besser durch Essen und Ruhe. Bewährt im Klimakterium: **Sepia D12, 2× tgl. 1 Tabl.**

Krampfadern, Besenreiser, geschwollene Beine, Thromboserisiko

Erstmalig auftretende Beschwerden, akute Schmerzen und Schwellungen gehören umgehend fachlich abgeklärt.

Erweiterte Venen:

> Anschwellen der Beine vorwiegend bei Wärme. Sie müssen die schweren Beine hochlagern und strecken die heißen Füße nachts aus dem Bett. Ihre Fußsohlen brennen. Bewährt zur Straffung und Tonisierung des Bindegewebes, auch nach Verletzung, Operation (Venenziehen) und Narbenbildung: **Calcium fluoratum D12, 2× tgl. 1 Tabl.**, im Wechsel mit **Silicea D6, 3x tgl. 1 Tabl.** Beides auch als Salbe sanft auftragen (innerlich auch als Schüßler-Salze)

Schmerzhaft erweiterte Venen:

> geschwollene Beine (besonders an den Knöcheln), gestaute Adern. Bewährt auch bei Lymphstauungen (z.B. nach Operationen): **Sabdariffa Salbe, 3× tgl. sanft auftragen**

> Anschwellen der Beine durch langes Stehen oder Sitzen und durch Wärme. Besenreiser, erweiterte Venen mit Spannungs- und Schweregefühl. Bewährt zur Abdichtung und Straffung der Venenwände. Das Mittel kann vorbeugend eingenommen werden (beispielsweise gegen Schwellungen auf langen Reisen). Sie neigen zu Verstopfung und Hämorrhoiden: **Aesculus D6, 3× tgl. 1 Tabl.**, und auch als Salbe

Entzündete Venen:

> dunkle, berührungsempfindliche, gestaute, erweiterte Venen mit wunden, stechenden Schmerzen, Schwere- und Zerschla-

genheitsgefühl. Bewährt beim Übergang in eine Venenentzündung. Eventuell neigen Sie zu Hämorrhoiden: **Hamamelis D6, anfangs 6× tgl. 1 Tabl.**

> berührungsempfindliche, gestaute Krampfadern mit einem Gefühl wie zerschlagen, gequetscht und geprellt. Die Haut kann rot und heiß sein, die Venen blaurot: **Arnica D12, anfangs 6× tgl. 1 Tabl.**

> gestaute, volle Venen mit schweren, müden Beinen, die oft geschwollen sind und wehtun. Abneigung gegen stickige Wärme. Verlangen nach frischer Luft. Beschwerden schlechter durch Wärme, Bettwärme und Hängenlassen der Beine. Sie sind launisch, weinerlich und wollen nicht alleine sein. Bewährt im Klimakterium: **Pulsatilla D12, 2× tgl. 1 Tabl.**

> bläulichrote Entzündung mit starker Berührungs- und Wärmeempfindlichkeit. Starke Schmerzen. Strumpf oder Verband werden nicht vertragen. Beschwerden sind häufig links und besser durch Kälte. Sie sind eher ein redefreudiger, emotional-eifersüchtiger Typ: **Lachesis D12, 2× tgl. 1 Tabl.**

WICHTIG
Beim Verdacht auf eine Venenentzündung (starke Rötung, Schmerzen, evtl. Fieber) bitte einen Arzt aufsuchen und nur begleitend homöopathisch behandeln!

Kreislaufbeschwerden

Anhaltende oder wiederkehrende Beschwerden des Kreislaufsystems gehören fachlich abgeklärt.

> Kollaps mit Kälte, Blässe, kaltem Schweiß. Sie wollen trotzdem aufgedeckt sein. Bewährt auch zu Beginn eines grippalen Infekts: **Camphora D2, anfangs minütlich 5 Tr.**

> schwankender Blutdruck: einmal zu hoch, dann Kreislaufschwäche mit Kälte und kaltem Schweißausbruch sowie Ohnmachtsneigung infolge niedrigen Blutdrucks. Sie verlangen nach Wärme, die Sie aber nicht vertragen. Bücken und Aufstehen verschlechtern. Sie gehen auf und ab. Bewährt bei Durchfällen und extrem schmerzhafter Periode: **Veratrum album D6, anfangs alle 5 Min. 5 Tr.**

> mildes Herztonikum bei schwankendem Blutdruck. Das Mittel beruhigt und stärkt das Herz. Sie sind erschöpft und kurzatmig. Bewährt bei leichter Herzschwäche, unregelmäßigem

Herzschlag, Herzvergrößerung, Herzgeräuschen, Arteriosklerose: **Crataegus Urtinktur, bei Bedarf mehrmals tgl. 10 Tr., sonst 3× tgl. 5 bis 10 Tr.**

> veranlagungsbedingter niedriger Blutdruck; nach dem Aufstehen oder nach längerem Stehen wird Ihnen mulmig, es flimmert oder es wird Ihnen schwarz vor Augen. Sie sind müde, erschöpft, deprimiert: **Haplopappus D3, 3× tgl. 1 Tabl.**

> Ohnmachtsneigung mit Übelkeit, kaltem, klebrigem Schweiß und Schwindel (wie nach der ersten Zigarette). Sie fühlen sich sterbenselend, sind blass und kalt, wollen aber aufgedeckt sein und verlangen nach frischer Luft. Hinlegen und Augenschließen bessern. Bewährt bei Blutzuckerschwankungen (Unterzucker), zu viel Nikotin und Alkohol, Reisekrankheit: **Tabacum D12, anfangs stündl. 1 Tabl.**

> starkes Verlangen nach frischer Luft (am besten zugefächelt). Sie haben bläuliche Lippen, Ohrenklingen, sind stark aufgebläht, stoßen Luft auf. Bewährt nach Überhitzung und zu schwerem Essen: **Carbo vegetabilis D12, anfangs stündl. 1 Tabl.**

siehe auch: Herzbeschwerden (Seite 74)

Leber- und Gallenprobleme

Alle Leber- und Gallenprobleme müssen fachlich abgeklärt werden.

Probleme mit der Leber:

> vergrößerte, schmerzhafte Leber durch Alkohol und fette Speisen. Auch bei Hepatitis und Gallenerkrankungen mit Völlegefühl im rechten Oberbauch, dumpfen, anhaltenden Schmerzen, Übelkeit und Brechreiz; bitterer Mundgeschmack, weiß belegte Zunge mit roten Rändern, hellgrauer Stuhl, Verstopfung, Hämorrhoiden und Gelbfärbung der Haut. Das Mittel schützt die Leberzelle und unterstützt die Leberfunktion: **Carduus marianus D4, 3× tgl. 1 Tabl.**

> Hepatitis und Fettleber mit brennenden Schmerzen und brennendem Durst auf Kaltes. Rote Zunge und Blutungsneigung: **Phosphorus D12, 2× tgl. 1 Tabl.**

MIT KNEIPP AUF TOUREN KOMMEN

Kalte Waschungen und morgendliche Kältereize steigern den Blutdruck. Ideal sind kalte Waschungen mit anschließendem Frottieren oder auch kalte Unterarmbäder und kalte Güsse.

> anhaltende Beschwerden nach einer Hepatitis durch Infektion und falsche Ernährung. Typisch sind Fettunverträglichkeit, Appetitlosigkeit, eine rotgefleckte, gräulich belegte »Landkarten«-Zunge und dumpf stechende Schmerzen am ganzen Körper: **Taraxacum D4, 3× tgl. 1 Tabl.**

Akute Gallenbeschwerden:

> Sie müssen ganz still liegen, die geringste Bewegung ist unerträglich. Es bestehen stechende Oberbauchschmerzen, galliges Erbrechen, großer Durst auf Kaltes. Essen liegt wie ein Stein im Magen. Sie sind sehr gereizt, Ihnen »läuft die Galle über«. Folgen von Ärger: **Bryonia D12, anfangs stündl. 1 Tabl.**

> Sie müssen sich vor plötzlich einschießenden Schmerzen zusammenkrümmen. Sie ziehen im Liegen die Beine an, sind sehr ärgerlich und gereizt. Fester Druck, Wärme und Kaffee bessern: **Colocynthis D6, anfangs stündl. 1 Tabl.**

> Oberbauchschmerzen strahlen in die rechte Körperseite aus (Rippen, Kopf, Schulterblatt). Starke Blähungen und schwer zu entleerender, grauer Stuhl. Besser durch Rückwärtsbeugen. Schlechter um Mitternacht sowie durch Fettes, Kaffee und Alkohol. Häufig in den Wechseljahren: **Mandragora D6, anfangs stündl. 1 Tabl.**

> immer wiederkehrende Beschwerden mit drückenden, stechenden, krampfenden Schmerzen im rechten Oberbauch, die eventuell zur Schulter oder ins Schulterblatt ausstrahlen. Mit Übelkeit und Erbrechen, gelb belegter Zunge, gelbem, hellem Stuhl. Sie sind müde. Das Mittel wirkt galletreibend und beugt Gallensteinen vor: **Chelidonium D6, anfangs stündl. 1 Tabl.**

Zusätzlich bei Gallensteinen:

> unterstützt die Auflösung des Steines: **Calculi biliares D10, 2× tgl. 1 Tabl.**

Nach Gallenblasenentfernung:

> unterstützend gegen anhaltende Beschwerden: **Leptandra D6, 3× tgl. 1 Tabl.**

LEBERSTÜTZE

Menschen mit schwacher Leber sollten mindestens einmal im Jahr eine Leberkur durchführen. Die wichtigste Leberheilpflanze ist die Mariendistel. Entsprechende Präparate bekommen Sie in der Apotheke oder im Reformhaus.

EIN WEIBLICHES PROBLEM

Vor allem Frauen leiden unter Gallensteinen. Meist machen diese gar keine Beschwerden, sie können aber auch sehr schmerzhafte Koliken auslösen. Entkrampfend wirken lokale Wärmeanwendungen, z.B. heiße Oberbauchwickel.

WICHTIG
Bei allen Leber-Gallen-
leiden sollten Sie eine
fettarme und alkoholfreie
Diät einhalten! Auch Kaffee
sollten Sie, wenn möglich,
reduzieren.

Typenmittel:

> reizbarer, cholerischer Manager-Typ. Kolikartige Schmerzen der Gallenblase mit Aufstoßen und Übelkeit. Sie würgen und möchten gerne erbrechen, können es aber nicht. Folge von zu reichlichem oder schwerem Essen, Ärger, Alkohol, Arzneimitteln, Drogen, Nikotin oder Kaffee. Sie essen gerne Fettes, welches aber keine Beschwerden bereitet: **Nux vomica D12, 2× tgl. 1 Tabl.**

> stimmmungslabile, sanfte Menschen, die leicht weinen; Beschwerden nach zu fettem Essen. Mit ranzigem Aufstoßen oder Erbrechen, pappigem Mundgeschmack und Durstlosigkeit. Schlechter durch Wärme: **Pulsatilla D12, 2× tgl. 1 Tabl.**

> Sie verstecken Ihr mangelndes Selbstvertrauen oftmals hinter einer selbstsicheren, wichtigtuerischen, arroganten, aufgeblähten Fassade. Sie haben starke Blähungen mit Völlegefühl und vielen, lauten Darmgeräuschen. Schmerzen im rechten Bauch beim tiefen Atmen. Schlechter am späten Nachmittag: **Lycopodium D12, 2× tgl. 1 Tabl.**

siehe auch: Blutfettwerte, erhöht (Seite 62)

Meniere'sche Erkrankung: siehe Schwindel, Seite 105

Migräne: siehe Kopfschmerzen, Seite 85

Morbus Bechterew: siehe Rückenschmerzen, Seite 103

Mundschleimhautentzündung, Soor, Aphthen, Geschwüre

Entzündung der Mundschleimhaut:

> knallrote Entzündung und Schwellung. Selbst die Zunge ist bisweilen himbeerrot: **Belladonna D12, anfangs stündl. 1 Tabl.**

> dunkelrote Entzündung. Auch Eiterstippchen. Die Zunge ist gelb belegt und hat eine rote, brennende Spitze: **Phytolacca D6, anfangs stündl. 1 Tabl.**

> blassrote Schwellung und Entzündung mit Ödem (z.B. des Zäpfchens): **Apis D12, anfangs stündl. 1 Tabl.**
> blaurote Entzündung und Schwellung. Purpurrote Schleimhaut. Es kommt leicht zu Geschwüren. Heißes ist Ihnen unerträglich, Kälte und Eis tun dagegen gut: **Lachesis D12, anfangs stündl. 1 Tabl.**

Soor, Aphthen und Geschwüre:

> weißliche Flecken (Schwämmchen) oder Bläschen mit rotem Hof, brennenden Schmerzen und weiß belegten Geschwüren, die nicht tief sind. Ihre Mundschleimhaut blutet leicht. Schlechter bei Abwärtsbewegung. Bewährt bei Candida-Infektionen und Druckstellen durch Prothesen: **Borax D6, 3× tgl. 1 Tabl.**
> starke Speichelbildung und unangenehmer Mundgeruch. Zahnfleisch, Schleimhäute oder Zunge sind schwammig geschwollen und entzündet. Ihre Zunge ist schleimig belegt mit Zahneindrücken. Auch bei Geschwüren, blutendem Zahnfleisch und lockeren Zähnen: **Mercurius solubilis D12, 2× tgl. 1 Tabl.**
> gerötete Schleimhäute und leicht blutende Geschwüre. Mit brennenden Schmerzen, eventuell Zungenbrennen. Sie frieren leicht, verlangen nach Wärme, sind unruhig, ängstlich. Bewährt bei periodisch auftretenden Beschwerden sowie nach erschöpfenden Krankheiten: **Arsenicum album D12, 2× tgl. 1 Tabl.**
> leicht blutende Geschwüre und Bläschen mit stechenden Schmerzen, üblem Mundgeruch, rissigen Lippen und Mundwinkeln sowie starkem Speichelfluss: **Acidum nitricum D12, 2× tgl. 1 Tabl.**

GU-ERFOLGSTIPP

Zur äußerlichen Behandlung hat sich Johanniskraut-Tinktur bewährt. Entweder Sie betupfen Ihre Aphthen und Geschwüre 3-mal täglich mit der leicht verdünnten Tinktur oder Sie geben 10 Tropfen in 0,2 l keimfreies Wasser und gurgeln mehrmals täglich damit.

Nagelbettentzündung

Akute Entzündung mit Rötung, Schwellung und Schmerz:

> pochende Schmerzen. Das Nagelbett ist heiß, geschwollen und rot: **Belladonna D12, anfangs stündl. 1 Tabl.**
> stechende Schmerzen mit blassroter, glänzender Schwellung. Besser durch Kälteanwendung: **Apis D12, anfangs stündl. 1 Tabl.**

FRÜHZEITIG FINGERBÄDER

Einer Nagelbettentzündung liegt meist eine bakterielle Infektion zu Grunde. Neben dem passenden homöopathischen Mittel helfen Fingerbäder mit antibakteriellen Heilpflanzen, z. B. mit Kamille, Ringelblume oder Johanniskraut.

Eitrige, nässende Entzündung:

> vereitertes Nagelbett mit stechenden Schmerzen, die sich durch ein warmes Handbad bessern, sehr berührungsempfindlich und schlechter nachts sowie in der Kälte: **Hepar sulfuris D12, anfangs 6× tgl. 1 Tabl.**

> rissige, trockene (oder nässende), eitrige Entzündungen am Nagelrand. Bei dicken, spröden, hornigen und deformierten Nägeln und eingewachsenen Zehennägeln: **Graphites D12, 2× tgl. 1 Tabl.**

> Nagelbett neigt zu langsamer Vereiterung. Oft gespaltene, spröde, brüchige, dicke und deformierte Nägel. Auch mit weißen Punkten oder Längsrillen. Eingewachsene Zehennägel: **Silicea D6, 3× tgl. 1 Tabl.** (auch als Schüßler-Salz)

siehe auch: Nagelwachstumsstörungen (Seite 95), Nagelpilz (Seite 94)

Nagel- und Fußpilz

Nagelpilz:

> Nagelpilz mit Verdickung, Aufquellung und gelbweißer Verfärbung des Nagels: **Calcium fluoratum D12, 2× tgl. 1 Tabl.** (auch als Schüßler-Salz), und mit der Calcium-fluoratum-Salbe Umschläge über Nacht machen

> Dicke, harte Nägel mit tiefen Längsrillen und starke Verhornung der Haut. Auch gespaltene Nägel. Sie wachsen verlangsamt oder missgestaltet, die Nagelplatte hebt sich manchmal ab. Sie neigen zu Übergewicht sowie zu Schwielen, Dornwarzen, Hühneraugen: **Antimonium crudum D12, 2× tgl. 1 Tabl.**

Nagel- und Fußpilz:

> Nagelpilz bei gespaltenen, brüchigen, dicken, deformierten und eingewachsenen

GU-ERFOLGSTIPP

Bei Pilzerkrankungen ist auf sorgfältige Hygiene zu achten. Pilze lieben ein feuchtwarmes Milieu! Laufen Sie im Sommer möglichst barfuß und trocknen Sie die Füße gut ab, bevor Sie Socken anziehen. Neben täglich frischen Baumwollsocken haben sich auch Fußbäder mit Eichenrindenextrakt bewährt. Lassen Sie sich dazu von Ihrem Heilpraktiker oder Apotheker beraten.

Nägeln mit Längsrillen. Das Nagelbett neigt zu langsamen Vereiterungen. Sie sind meist sehr verfroren und haben oft kalte Schweißfüße. Ihr Fußpilz ist im Winter schlimmer: **Silicea D6, 3× tgl. 1 Tabl.** (auch als Schüßler-Salz und als biochemische Salbe erhältlich)

> Ihr Fußpilz bereitet besonders im Sommer Probleme. Häufig verkrüppelte, missgestaltete, spröde und brüchige Nägel: **Acidum hydrofluoricum D12, 2× tgl. 1 Tabl.**

Nagelwachstumsstörungen

Allgemein bewährt:

> ohne deutliche Hinweise, die für ein anderes Mittel sprechen: **Calcium fluoratum D12, 2× tgl.**, im Wechsel mit **Silicea D12, 2× tgl. 1 Tabl.**, und **Calcium phosphoricum D12, 2× tgl. 1 Tabl.** (auch als Schüßler-Salz)

> besonders bei Nägeln mit weißen Punkten. Aber auch gespaltene, spröde, brüchige, dicke und deformierte Nägel, Nägel mit Längsrillen, eingewachsene Zehennägel. Das Nagelbett neigt zu langsamen Vereiterungen. Sie sind meist sehr verfroren und neigen zu Schweißfüßen und Fußpilz: **Silicea D6, 3× tgl. 1 Tabl.** (auch als Schüßler-Salz)

> sehr dünne, weiche Nägel. Sie leiden oft unter Rücken- und Wirbelsäulenproblemen, Osteoporose, verlangen nach Geräuchertem und Salzigem und mögen keine Milch: **Calcium phosphoricum D6, 3× tgl. 1 Tabl.** (auch als Schüßler-Salz)

Symptomatisch:

> dicke, harte Nägel mit tiefen Längsrillen und starke Verhornung der Haut. Auch gespaltene Nägel. Sie wachsen verlangsamt oder missgestaltet, manchmal hebt sich die Nagelplatte ab. Sie neigen zu Übergewicht sowie zu Schwielen, Dornwarzen, Hühneraugen und Nagelpilz: **Antimonium crudum D12, 2× tgl. 1 Tabl.**

> verkrüppelte, missgestaltete, spröde und brüchige Nägel sowie Fußpilz, der besonders im Sommer auftritt: **Acidum hydrofluoricum D12, 2× tgl. 1 Tabl.**

KIESELSÄURE STÄRKT DIE NÄGEL
Weiche, brüchige Nägel deuten auf einen Mangel an Kieselsäure hin. Diese können Sie zum Beispiel mit Braunhirse zuführen. Das Pulver erhalten Sie in gut sortierten Naturkostläden oder im Reformhaus. 2 bis 3 TL in den Joghurt rühren, und Sie gleichen Ihr Defizit mit der Nahrung aus.

> schichtweiße abblätternde oder auch dicke, spröde, hornige und deformierte Nägel. Eingewachsene Zehennägel und rissige, trockene oder nässende Nagelbetten sind typisch: **Graphites D12, 2× tgl. 1 Tabl.** (auch als Salbe erhältlich)
> weiche Nägel mit Querfurchen, wie gerillt. Sie reißen leicht ein. Auch deformierte, eingewachsene Zehennägel. Die Nägel sehen schmutzig aus und blättern bisweilen ab: **Thuja D12, 2× tgl. 1 Tabl.**

Nierengrieß und -steine

Alle Beschwerden gehören fachlich abgeklärt. Begleitend können Sie die empfohlenen homöopathischen Mittel anwenden.

Nierensteinkolik, stark krampfartige Beschwerden:

> plötzlich auftretende, heftige, auch pochende Schmerzen, die in die Seite, die Leiste und den Unterbauch ausstrahlen. Die Schmerzen lassen Sie zusammenkrampfen, Ihnen bleibt der Atem weg. Sie stemmen die Hände ins Kreuz und beugen sich zurück, reagieren äußerst empfindlich auf Erschütterung, haben ein heißes, rotes Gesicht, erweiterte Pupillen, kalte Hände und Füße: **Belladonna D12, anfangs alle 5 Min. 1 Tabl.**
> Sie müssen sich vor Schmerzen zusammenkrümmen. Die stechenden Schmerzen kommen wellenförmig: entweder mit schmerzhaftem Harndrang oder mit Harnverhaltung. Ihr Urin ist rötlich und spärlich. Sie sind ärgerlich und ungehalten. Besserung durch Krümmen, festen Druck und Wärme: **Colocynthis D6, anfangs alle 5 Min. 1 Tabl.**
> Wärme bessert die krampfartigen Beschwerden, die zum Zusammenkrümmen zwingen. Auch leichtes Reiben oder Massieren lindert den Schmerz: »Heiße Sieben« – **Magnesium phosphoricum D12 (Schüßler-Salz Nr. 7), 10 Tabl. in heißem Wasser** auflösen und schluckweise trinken. In dieser Darreichungsform tritt die Wirkung besonders schnell ein, weil die Magnesium-phosphoricum-Moleküle dem Körper rasch zur Verfügung stehen.

Immer wiederkehrende Nierenbeschwerden durch Steine oder Grieß:

> Allgemein bewährt zur Nierenspülung: **Berberis D4 und Solidago D2, je 3× tgl. 5 Tr.** in reichlich Wasser oder in einem Nieren-Blasen-Tee.
> wiederkehrende Nierensteine und Koliken, meist zuerst rechts, später auch links auftretend. Der Harn ist dunkel mit rotem Satz. Es bestehen Rückenschmerzen vor dem Wasserlassen, die danach verschwinden. Der Urin fließt anfangs langsam, eventuell erst nach Pressversuchen. Sie müssen nachts wiederholt auf die Toilette und haben viele Blähungen: **Lycopodium D12, 2× tgl. 1 Tabl.**

Nierensteine:

> zur unterstützenden Auflösung der Nierensteine: **Calculi renalis C10, 2× tgl. 5 Glob.**
> zur Nierenspülung: **Berberis D4 und Solidago D2, je 3× tgl. 5 Tr.** in reichlich Wasser oder in einem Nierentee.

Ohrenschmalz (Ohrwachs)

> Zunahme von Ohrwachs, welches blutrot sein kann. Schwerhörigkeit, die nach Entfernung des Wachses für eine Weile besser ist. Aber auch hochempfindliches Gehör, schmerzhaft sensitiv mit Ohrensausen und Rauschen: **Conium D12, 2× tgl. 1 Tabl.**
> Ohrwachs hart und schwarz mit Schwerhörigkeit. Sie sind ein launischer, weinerlicher, anhänglicher (Frauen-)Typ: **Pulsatilla D12, 2× tgl. 1 Tabl.**
> starke Zunahme von schlecht riechendem Ohrwachs: **Causticum D12, 2× tgl. 1 Tabl.**
> reichlich, dünnes, feuchtes Ohrwachs. Eventuell mit Jucken im Gehörgang. Sie sind ein sehr geräusch- und kälteempfindlicher Typ mit kalt-schweißigen Händen und Füßen: **Silicea D6, 3× tgl. 1 Tabl.** (auch als Schüßler-Salz)

siehe auch: Ohrgeräusche (Seite 98)

VIEL TRINKEN

Um die Steinbildung zu vermeiden oder bereits vorhandene kleinere Steine auszuschwemmen, ist es wichtig, viel zu trinken (mindestens 2 Liter pro Tag). Empfehlenswert ist außerdem eine basenreiche Ernährung (siehe Rheuma, Seite 101).

WICHTIG

Ohrwachs nie mit Wattestäbchen oder sonstigen Hilfsmitteln entfernen! Verwenden Sie dafür spezielle Tropfen aus der Apotheke. Ansonsten gibt es die Ohrspülung beim Heilpraktiker oder beim HNO-Arzt. Oft helfen aber schon wenige Tropfen Olivenöl ins Ohr geträufelt, um das Wachs sanft zu lösen.

Ohrgeräusche, Tinnitus

Alle Ohrgeräusche gehören fachlich abgeklärt. Je früher Sie einen Ohrenarzt konsultieren, desto besser sind die Heilungsaussichten. Dies gilt vor allem nach einem Hörsturz oder Knalltrauma. Das richtig gewählte homöopathische Mittel kann Erleichterung bringen.

> durch lauten Lärm, Knall (Knalltrauma), Verletzung (Sturz, Schlag, Stoß) oder Überanstrengung: **Arnica D12, 3× tgl. 1 Tabl.**

> Klingeln, Sausen, Summen, Singen, dann Taubheit. Schwäche, Erschöpfung und Hinfälligkeit nach Verlust von Körperflüssigkeiten (Blut, Durchfall etc.), nach schwerer Krankheit. Überempfindlichkeit gegen Lärm, Geräusche und Licht. Beschwerden treten in regelmäßigen Abständen auf: **China D6, 3× tgl. 1 Tabl.**, mit Drehschwindel: **Chininum sulfuricum D12, 2× tgl. 1 Tabl.**

> Rauschen, Brummen, Widerhall. Durch Krankheit, Überanstrengung, Aufregung, Schreck. Sie sind sehr geräuschempfindlich, schlank, nervös, durstig und neigen zu Schwindel und Sehstörungen: **Phosphorus D12, 2× tgl. 1 Tabl.**

> Folge von Schlafmangel, Schichtarbeit, Stress. Überempfindliches Gehör. Nervös, erschöpft, tagsüber müde, nachts schlaflos. Schwindel bei Bewegung. Bewährt bei Meniere'scher Erkrankung: **Cocculus D6, 3× tgl. 1 Tabl.**

> Summen, Sausen. Durch Überarbeitung, Stress, ungesunden Lebensstil, Drogen und Arzneimittel, beim Husten. Stärke des Tinnitus wechselt je nach Anspannung: **Nux vomica D12, 2× tgl. 1 Tabl.**

> Klingen, Sausen, Schwappen und Plätschern. Schlechter abends, im Bett, im Liegen. Bewährtes Mittel bei chronischen Beschwerden und bei Nebenwirkungen von Medikamenten: **Sulfur D12, 2× tgl. 1 Tabl.**

> linksseitig; Sie reagieren sehr emotional (z. B. eifersüchtig) und vertragen nichts Enges am Körper. Sie nehmen ein Pulsieren im Ohr wahr: **Lachesis D12, 2× tgl. 1 Tabl.**

siehe auch: Ohrenschmalz (Seite 97), Schwerhörigkeit (Seite 104), Schwindel (Meniere'sche Erkrankung) (Seite 105)

GINKGO FÖRDERT DIE DURCHBLUTUNG

Die Blätter des Fächerblattbaumes werden unter anderem dazu verwendet, die Blutzirkulation im Gehirn anzuregen und damit die Gedächtnisleistung zu verbessern. Auch beim Tinnitus ist der Ginkgo wertvoll, vor allem bei Ohrensausen wegen Hirndurchblutungsstörungen.

Osteoporose

Natürlich gehört die Osteoporose fachlich abgeklärt und betreut. Homöopathische Mittel können aber zusätzlich helfen.

> Rückenbeschwerden, die sich durch anfängliche Bewegung und Kälte verschlimmern, durch fortgesetzte Bewegung und Wärme bessern. Bewährt bei alten, hartnäckigen Rücken- und Gelenkbeschwerden mit Steifheit und Schmerzen: **Calcium fluoratum D12, 2× tgl. 1 Tabl.** (auch als Schüßler-Salz)

> fördert die Kalkeinlagerung in den Knochen; die Wirbelsäule ist schwach und neigt zur Verkrümmung. Die Knochen schmerzen. Auch Kribbeln und Taubheitsgefühl in Händen oder Füßen. Kälte und Luftzug werden nicht vertragen. Sie schwitzen nachts und leiden unter nervöser Schwäche: **Calcium phosphoricum D6, 3× tgl. 1 Tabl.** (auch als Schüßler-Salz)

> zur Stärkung von Bindegewebe und Knochen. Sie sind äußerst kälteempfindlich, neigen zu kaltschweißigen Händen und Füßen: **Silicea D6, 3× tgl. 1 Tabl.** (auch als Schüßler-Salz)

> reißende, ziehende, zuckende Schmerzen im Rücken und in den Muskeln mit lahmem, steifem Gefühl sowie Blutwallungen zum Kopf: **Strontium carbonicum D6, 3× tgl. 1 Tabl.**

> Beschwerden in Folge gebrochener oder angebrochener Knochen: **Symphytum D6, 3× tgl. 1 Tabl.**

siehe auch: Arthrose (Seite 55), Rückenschmerzen (Seite 103)

Parodontose: siehe Zahnfleisch, Seite 112

Prostatabeschwerden

Alle Prostatabeschwerden gehören fachlich abgeklärt. Eine begleitende homöopathische Behandlung ist jedoch sehr sinnvoll.

Allgemein bewährt:

> Entzündung oder Vergrößerung der Prostata: **Sabal serrulatum D1, 3× tgl. 10 Tr.,** bei Harnverhaltung zusammen mit **Digitalis D4, 3× tgl. 5 Tr.**

BEWEGUNG STÄRKT DIE KNOCHEN

Der Knochenstoffwechsel ist bis ins hohe Alter aktiv, vorausgesetzt, Sie bewegen sich regelmäßig! Nur dann kann das Calcium aus der Nahrung in die Knochen eingebaut werden.

Weitere hilfreiche Mittel:

> Entzündung mit starkem Harndrang und Schmerzen im Penis, die in den Oberschenkel ausstrahlen. Kolikartige, schmerzhafte und anfallsweise auftretende Harnverhaltung, häufig auch Nachträufeln: **Pareira prava D3, 3× tgl. 5 Tr.**

> wiederkehrende Blasen- und Harnwegsentzündung, brennende Schmerzen im Unterleib und Harndrang: **Populus D2, 3× tgl. 5 Tr.**

> der Harn geht in dünnem Strahl und nur langsam, oftmals mit Unterbrechungen, ab. Schmerzen beim Urinieren und Nachtröpfeln von Urin. Sie müssen pressen und drücken, um den Harn zu entleeren. Die Hoden können geschwollen sein, Hoden und Samenstränge schmerzen: **Clematis D6, 3× tgl. 1 Tabl.**

> nächtlicher, schmerzhafter, oft vergeblicher Harndrang. Das Wasserlassen ist erschwert. Mit sexueller Erregung und schmerzhafter Erektion oder mit Impotenz: **Digitalis D4, 3× tgl. 5 Tr.**

> sexuelle Schwäche und Reizbarkeit. Unwillkürlicher Abgang von Prostatasekret oder Samenflüssigkeit. Der Harn tröpfelt nach. Sie fühlen sich nach dem Geschlechtsverkehr geschwächt. Die Erektion ist zu schwach und verspätet. Auch ziehende Hodenschmerzen: **Selenium D12, 2× tgl. 1 Tabl.**

> Entzündung und Vergrößerung der Prostata älterer Männer. Häufiger Harndrang vorwiegend nachts. Urin tröpfelt nach oder Harnverhaltung. Sie sind erschöpft und haben einen gelblichen Teint: **Ferrum picricum D4, 3× tgl. 1 Tabl.**

> bewährt bei harter, knotiger Prostatavergrößerung älterer Männer. Sie neigen zu sexuellen Phantasien, Schwindel bei jeder Kopfbewegung, Muskelkrämpfen und Nervenleiden: **Conium D12, 2× tgl. 1 Tabl.**

KÜRBISSAMEN – WIRKSAM UND WOHLSCHMECKEND
Kürbissamen sind ein bewährtes pflanzliches Mittel im Frühstadium von Prostatabeschwerden. Sie sind mild harntreibend, wirken tonisierend auf die Blase und sind reich an Zink.

Psoriasis (Schuppenflechte)

Eine homöopathische Konstitutionsbehandlung ist hier sehr empfehlenswert. Folgende Mittel können helfen:

> Verschlimmerung im Winter und Besserung im Sommer. Die Haut ist verdickt und rissig: **Petroleum D12, 2× tgl. 1 Tabl.**

> Verschlimmerung im Herbst. Neigung zu Rheuma, Gicht und erhöhter Harnsäure: **Berberis D4, 3× tgl. 5 Tr.**
> verdickte, rissige und schuppige Haut bei Übergewicht und chronischer Verstopfung: **Graphites D12, 2× tgl. 1 Tabl.**
> unreine, brennende, juckende, schuppende Haut. Juckreiz in der (Bett-)Wärme stärker: **Sulfur D12, 2× tgl. 1 Tabl.**
> Haut verdickt, stark juckend und schuppend: **Hydrocotyle D6, 3× tgl. 1 Tabl.**
> Haut brennend, juckend und schuppend. Wärme bessert. Sie neigen zu ängstlicher Unruhe, Schwäche und Abmagerung: **Arsenicum album D12, 2× tgl. 1 Tabl.**

Reizblase: siehe Blasenbeschwerden, Seite 59

Rheuma

Rheumatische Beschwerden gehören immer fachlich abgeklärt! Homöopathische Mittel helfen zusätzlich.

> Rheumaschub nach Halsentzündung mit dunkelrotem Rachenring. Gelenke sind heiß und geschwollen. Sie fühlen sich wie zerschlagen: **Phytolacca D6, 3× tgl. 1 Tabl.**
> rheumatische Beschwerden und Zahnschmerzen kündigen einen Wetterwechsel zu schlechtem Wetter oder Föhn an. Die Beschwerden bessern sich mit Einsetzen von Sturm und Regen. Gelenk rot, geschwollen mit reißenden Schmerzen. Auch Gichtknoten: **Rhododendron D6, 3× tgl. 1 Tabl.**

Besser durch Wärme und schlechter im Herbst:

> nasskaltes Wetter verschlechtert. Rheumatische Beschwerden mit Steifheit, Kribbeln und Taubheit. Reißende Schmerzen. Besser durch ständigen Lagewechsel, leichte Bewegung und Wärme: **Rhus toxicodendron D12, 2× tgl. 1 Tabl.**
> (herbstliches) Rheuma der kleinen Gelenke (Finger und Zehen) in den Wechseljahren. Allmähliche Verkrümmung und krampfartige Schmerzen. Knacken in den Gelenken. Besser durch Wärme: **Caulophyllum D6, 3× tgl. 1 Tabl.**

> Rheuma mit geschwollenen Gelenken durch kalten Nebel und Feuchtigkeit. Wasseransammlung im Gewebe. Auch Husten, Asthma, Hautausschläge und Durchfall: **Natrium sulfuricum D6**, 3× tgl. 1 Tabl.

> Rheuma durch feuchte Räume, Nässe und Kälte oder nach plötzlichem Wechsel von Warm nach Kalt: **Dulcamara D6**, 3× tgl. 1 Tabl.

Besser durch Kälte und schlechter im Sommer:

> entzündlich heiße, aber blasse Schwellung der Gelenke mit Verlangen nach Abkühlung. Beschwerden steigen von den Füßen ausgehend auf. Auch Gichtknoten, Gelenkknacken und empfindliche Fußsohlen: **Ledum D6**, 3× tgl. 1 Tabl.

> akutes Rheuma und rheumatisches Fieber mit blassroten, heiß geschwollenen Gelenken. Die geringste Bewegung ist unerträglich. Stechende Schmerzen. Sie sind äußerst gereizt und wollen Ihre Ruhe: **Bryonia D12**, 2× tgl. 1 Tabl.

SÄURE-BASEN-HAUSHALT

Rheuma, Nierensteine sowie Entzündungen aller Art hängen häufig mit zu viel Säure im Körper zusammen. Eine säurearme und basenreiche Ernährung sowie ausreichend Flüssigkeitszufuhr (Zwei Liter Wasser oder Kräutertee pro Tag) sind besonders wichtig. Wer stark übersäuert ist, dem hilft es zunächst, drei Tage oder mehr mit Gemüsebrühe zu fasten. An diesen Tagen trinken Sie nur zwei bis drei Liter Brühe, die mit biologischem Gemüse (Kartoffeln, Karotten, Sellerie, Lauch, Zwiebeln etc.) und Biobrühwürfel gekocht (und eventuell püriert) wurde. Zu den »**sauren**« Lebensmitteln zählen vor allem Kaffee, Schwarztee, Alkohol, Süßigkeiten, Zucker, Weißmehl, Gebäck, Mastfleisch, Wurst, Innereien, Geröstetes, Gebratenes, Geräuchertes, Hartkäse und alle raffinierten beziehungsweise gehärteten Fette.

Dabei ist es aber keineswegs so, dass besonders sauer schmeckende Obstsorten wie Zitrusfrüchte zu einer Übersäuerung des Organismus beitragen – ganz im Gegenteil: Zitronen und Orangen wirken im Körper stark basisch und sind daher zu empfehlen.

Basisch sind dagegen Gemüse, Früchte, gesäuerte Milchprodukte wie Joghurt, Kefir etc., Vollkornprodukte, Nüsse, unerhitzte Pflanzenfette und frische Butter.

> Gefühl, als seien Sehnen und Muskeln zu kurz. Bedürfnis, sich zu strecken. Schmerzhafte Schienbeine. Die (kleinen) Gelenke sind geschwollen und schmerzhaft. Druck und Hitze werden nicht vertragen: **Guiacum D6, 3× tgl. 1 Tabl.**

siehe auch: Gelenkschmerzen (Seite 66), Gicht (Seite 68)

Rückenschmerzen

Starke, anhaltende Beschwerden gehören fachlich abgeklärt.

> plötzlich auftretender, heftiger, unerträglicher Schmerz. Die geringste Bewegung sowie Wärme verschlechtern. Bewährt bei akutem Hexenschuss und akuter Nackensteife: **Aconitum D12, anfangs alle 10 Min. 1 Tabl.**

> Zerschlagenheitsgefühl, wie wund und lahm, wie geprügelt und zerschlagen. Das Bett ist zu hart. Bewährt nach Verletzung und Überanstrengung: **Arnica D12, anfangs stündl. 1 Tabl.**

> Bewegung zu Beginn schmerzhaft steif, wie verrenkt. Fortlaufende leichte Bewegung, Wärme und Massagen bessern. Bewährt bei Verrenkung: **Rhus toxicodendron D12, 2× tgl. 1 Tabl.**

> stechende Schmerzen, die durch die geringste Bewegung schlechter werden. Gestresst und ärgerlich wollen Sie Ihre Ruhe haben und den Rücken absolut ruhig halten: **Bryonia D12, 3× tgl. 1 Tabl.**

> Rücken, Schultern und Nacken sind verspannt durch Stress. Spannungs- oder katerartige Kopfschmerzen. Sie können sich im Bett nur umdrehen, wenn Sie sich aufsetzen. Wärme bessert: **Nux vomica D12, 3× tgl. 1 Tabl.**

> Nackenschmerzen durch Überanstrengung, Verrenkung, Verletzung (Schleudertrauma) strahlen bis in die Finger aus: **Lachnanthes D6, 3× tgl. 1 Tabl.**

> Nacken- und Rückenschmerzen in den Wechseljahren. Die Wirbelsäule ist druckempfindlich, die Arme kribbeln. Sie sind verspannt, nervös, sehr mitteilsam, ruhelos und depressiv: **Cimicifuga D12, 3× tgl. 1 Tabl.**

Siehe auch: Rheuma (Seite 101), Bandscheibenvorfall (Seite 57), Hexenschuss (Seite 76), Ischias (Seite 83)

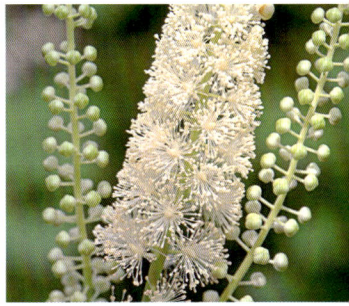

Die Traubensilberkerze, Cimicifuga, wurde bereits von den nordamerikanischen Indianern bei schmerzhafter Periode oder Beschwerden in der Menopause eingesetzt.

Schilddrüsenunterfunktion: siehe Übergewicht, Seite 121

Schluckauf

> heftig, krampfartig, auch mit Aufstoßen: **Cuprum metallicum D12, anfangs alle 30 Min. 1 Tabl.**

Schnappender Finger: siehe Sehnenprobleme, Seite 106

Schulter-Arm-Syndrom: siehe Gelenkschmerzen, Seite 66 f.

Schwerhörigkeit, Hörsturz

Diese Beschwerden gehören fachlich abgeklärt.

> allgemein bewährt im fortschreitenden Alter bei verhärtenden Prozessen (Arteriosklerose, Otosklerose): **Calcium fluoratum D12, 2× tgl. 1 Tabl.** (auch als Schüßler-Salz)
> im höheren Alter mit Ohrgeräuschen (Knacken, Schwirren). Auch bei Tubenkatarrh: **Petroleum D12, 2× tgl. 1 Tabl.**
> im höheren Alter durch Arteriosklerose oder Lähmung des Hörnervs: **Barium carbonicum D12, 2× tgl. 1 Tabl.**
> Schwerhörig für die menschliche Stimme. Durch Amalgambelastung: **Sulfur D12, 2× tgl. 1 Tabl.**
> Schwerhörig für die menschliche Stimme. Als ob das Ohr bedeckt sei. Reiben und Druck aufs Ohr bessern: **Phosphorus D12, 2× tgl. 1 Tabl.**
> Fahren im Auto oder im Zug sowie Hintergrundgeräusche bessern die Schwerhörigkeit. Mit Ohrenklingen und Knacken. Bei Otosklerose: **Graphites D12, 2× tgl. 1 Tabl.**
> Rauschen, Ringen, Hallen, Echo. Verkrusteter, verschlossener Gehörgang, zu viel Ohrwachs und zäher Ausfluss: **Causticum D12, 2× tgl. 1 Tabl.**

> Folge von Tubenkatarrh oder Erkältung. Im warmen Zimmer sind die Beschwerden schlechter: **Pulsatilla D12, 2× tgl. 1 Tabl.**
> erstes Mittel bei Hörsturz (ARZT!): **Arnica D12 und Kalium phosphoricum D6,** anfangs im stündlichen Wechsel **1 Tabl.,** nach 24 Stunden je 6× tgl., nach 48 Stunden je 3× tgl. **1 Tabl.**

siehe auch: Ohrenschmalz (Seite 97), Ohrgeräusche (Seite 98), Schwindel (Meniere'sche Erkrankung) (unten)

Schwindel, Meniere'sche Erkrankung

Akute, starke und anhaltende Beschwerden gehören umgehend fachlich abgeklärt.

> schlimmer durch Schlafmangel (z. B. Schichtarbeit), Störung des Schlafrhythmus, Überanstrengung und bei der geringsten Bewegung (Reisekrankheit). Dabei große Erschöpfung, Übelkeit und eventuell Ohrensausen. Sie müssen sich hinlegen, sich ganz still halten, sind lärmempfindlich und gereizt: **Cocculus D6, anfangs alle 10 Min. 1 Tabl.**
> Ohrensausen, Schwerhörigkeit und Sehstörungen. Auch mit Blutwallungen zum Kopf. Sie haben Ohrgeräusche wie Klingen, Dröhnen, Summen, Surren und die Tendenz zu fallen: **Acidum salicylicum D4, 3× tgl. 1 Tabl.**
> Folge von Höhen- und Tiefenangst oder bei Angst und Unruhe durch bevorstehende Ereignisse. Unsicheres Gehen, besonders im Dunkeln oder beim Schließen der Augen. Schwindel beim Blick in die Höhe und Tiefe: **Argentum nitricum D12, 2× tgl. 1 Tabl.**
> Drehschwindel beim Seitwärtsdrehen des Kopfes (selbst im Liegen), eventuell bei jeder Lageänderung. Sie müssen Kopf und Augen gerade halten und sich visuell im Raum festhalten. Taumeliger Schwindel mit unsicherem Gang. Schwerhörig oder Ohrgeräusche und überempfindliches Gehör. Sie leiden unter einer lähmungsartigen Schwäche in den Beinen und zittrigen Gliedmaßen. Bewährt bei Durchblutungsstörungen: **Conium D12, 2× tgl. 1 Tabl.**

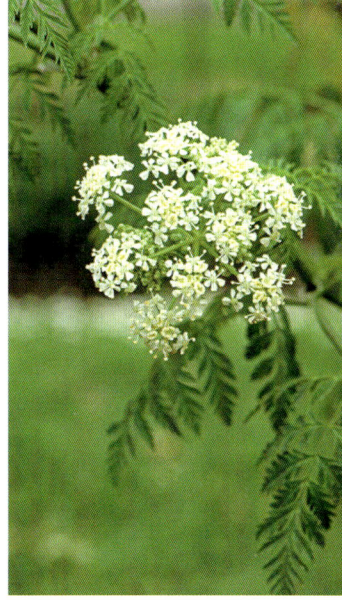

Schierlingssaft wurde im antiken Griechenland bei Todesstrafen verabreicht. Homöopathisch ist er ein wichtiges Schwindelmittel.

> starke Übelkeit, Sehstörungen, Ohrensausen. Das Ohr ist wie blockiert. Sie fühlen sich sterbenselend (wie nach der ersten Zigarette), verlangen nach frischer Luft, leiden unter Kreislaufbeschwerden mit blassem Gesicht und kaltem Schweiß. Obwohl Ihnen eiskalt ist, wollen Sie aufgedeckt sein. Sie müssen die Augen geschlossen halten. Bewährt bei Reisekrankheit und Nikotinunverträglichkeit: **Tabacum D12, anfangs alle 10 Min. 1 Tabl.**

> vergeblicher Brech- und Würgereiz. Dabei katerartige Kopfschmerzen (über einem Auge oder im Hinterkopf). Sie sind sehr gereizt, frieren und verlangen nach Wärme. Bewährt bei Vergiftungen durch Alkohol, Arzneimittel (Chemotherapie): **Nux vomica D12, anfangs stündl. 1 Tabl.**

> nach Gehirnerschütterung, Schädelprellung, Schlaganfall. Drehschwindel. Sie fallen zu Boden, fühlen sich zerschlagen, spielen aber Ihre Beschwerden herunter: **Arnica D12, anfangs alle 10 Min. 1 Tabl.**

> Arteriosklerose. Sie sind häufig vergesslich, depressiv und ängstlich unruhig: **Barium carbonicum D12, 2× tgl. 1 Tabl.**

Siehe auch: Arteriosklerose (Seite 54), Ohrgeräusche (Seite 98), Kreislaufbeschwerden (Seite 89), Schwerhörigkeit (Seite 104)

Sehnenprobleme

INNERLICH UND ÄUSSERLICH
Parallel zur innerlichen Anwendung ist es sinnvoll, die betroffene Körperpartie mit Arnikatinktur oder -salbe einzureiben. Ein entsprechendes Präparat gehört in jeden Wanderrucksack.

Akute, starke und anhaltende Beschwerden wie beispielsweise eine Entzündung sowie ein Bänder- oder Sehnenriss gehören unbedingt fachlich abgeklärt. Eine begleitende homöopathische Behandlung ist immer möglich.

> Entzündungen durch Verletzung oder Überanstrengung mit Schwellung und Schmerzen: **Arnica D12, anfangs alle 2 Std. 1 Tabl.**

> nach viel körperlicher Arbeit (bewährt bei Gärtnern): **Bellis perennis D6, 4× tgl. 1 Tabl.**

> Sehnenscheidenentzündung mit reibendem Gefühl und Schmerzen bei der geringsten Bewegung: **Bryonia D12, anfangs 6× tgl. 1 Tabl.**

> nach Überanstrengung oder nasser Kälte. Leichte, fortlaufende Bewegung bessert die Beschwerden: **Rhus toxicodendron D12, 2× tgl. 1 Tabl.**

> anhaltende, chronische Entzündung durch einseitige Belastung (Achillessehne, Tennisarm, Golferelle, Schnappfinger). Die Sehne fühlt sich verkürzt an, das Gelenk gibt plötzlich nach: **Ruta D6, 3× tgl. 1 Tabl.**

> Verhärtungen und Verkürzung von Sehnen und Bändern (bewährt bei Dupuytren-Kontraktur der Hohlhand): **Calcium fluoratum D12, 2× tgl. 1 Tabl.** (auch als Schüßler-Salz und als biochemische Salbe)

Senkungsbeschwerden

Organsenkungen wie Gebärmutter- oder Magensenkungen gehören fachlich abgeklärt. In einem frühen Stadium kann die Homöopathie dazu beitragen, eine Operation zu verhindern.

> allgemein bewährt zur Straffung des Bindegewebes: **Silicea D6, 3× tgl. 1 Tabl.**, im Wechsel mit **Calcium fluoratum D12, 2× tgl. 1 Tabl.** (auch als Schüßler-Salz)

> Beckenbodenschwäche bis hin zum Uterusprolaps bei nervösen, gereizten, erschöpften und überarbeiteten Frauen mit Kreuzschmerzen. Dabei auch Ausfluss und Juckreiz: **Helonias dioica D6, 3× tgl. 1 Tabl.**

> herabdrängende Gebärmutter. Sie kreuzen deshalb die Beine. Oftmals mit nervösen Herzbeschwerden und starker Gereiztheit (emotional und sexuell): **Lilium tigrinum D6, 3× tgl. 1 Tabl.**

> herabdrängende Gebärmutter. Sie kreuzen deshalb die Beine. Abneigung gegen Sex, Partner und Beruf. Sie würden am liebsten alles liegen und stehen lassen und abhauen. Sie wirken emotional gestaut, daher auch gereizt und apathisch. Wenn Sie von Ihren Beschwerden erzählen, kommen Ihnen die Tränen: **Sepia D12, 2× tgl. 1 Tabl.**

ZUSÄTZLICH BECKENBODEN-GYMNASTIK

Frauen, die zu einer Gebärmutter- oder Blasensenkung neigen, sollten täglich ihren Beckenboden trainieren. Dabei werden die Haltemuskeln im Unterleib gestärkt und spürbar gekräftigt.

Star, grauer

Natürlich gehört der graue Star augenärztlich abgeklärt. In einem frühen Stadium kann die Homöopathie aber oftmals helfen und hat schon so manche Operation verhindert.

> es hat sich bewährt, die folgenden Mittel über sechs Monate zu nehmen, jedes einen Monat lang: **Calcium carbonicum D12**, gefolgt von **Calcium fluoratum D12**, gefolgt von **Magnesium carbonicum D8**, gefolgt von **Magnesium fluoratum D12**, gefolgt von **Silicea D6**, gefolgt von **Sulfur D12: jedes Mittel 2× tgl. 1 Tabl.**

> Beschwerden nach einer Operation: **Calendula D6, 6× tgl. 1 Tabl.**, im Wechsel mit **Staphysagria D12, 2× tgl. 1 Tabl.**

Stoffwechselstörungen: siehe Blutfettwerte, Seite 62, Blutzuckerwerte, Seite 62, Harnsäurewerte, Seite 74

Thromboserisiko: siehe Krampfadern, Seite 88

Venenentzündung: siehe Krampfadern, Seite 88

Stuhlinkontinenz

Die Unfähigkeit, den Stuhl willkürlich zurückzuhalten, kann die Folge einer schwerwiegenden Störung sein. Daher ist es wichtig, vor Beginn einer Selbstbehandlung fachlich abklären zu lassen, welche Ursache dem Problem zu Grunde liegt.

> unbemerkter und unwillkürlicher Abgang von Stuhl, geht bei Blähungen mit ab. Akuter Stuhldrang am frühen Morgen, Sie erreichen die Toilette nicht schnell genug. Viele Blähungen mit Kollern im Bauch. Abwechselnd Verstopfung und Durchfall. Auch Hämorrhoiden: **Aloe D6, 3× tgl. 1 Tabl.**

> unbemerkter Abgang von Stuhl beim Wasserlassen: **Acidum hydrochloricum D12, 2× tgl. 1 Tabl.**

siehe auch: Harninkontinenz (Seite 73)

Verdauungsschwäche und -störungen

Plötzlich veränderte Stuhlgewohnheiten wie Durchfall und Verstopfung im Wechsel, Bleistiftstuhl oder chronische Durchfälle müssen unbedingt fachlich abgeklärt werden.

> Durchfall oder Verstopfung, Aufstoßen, Übelkeit und Blähungen durch Nahrungsmittelunverträglichkeit und verdorbene Speisen. Sie sind appetitlos, müde, leistungsschwach. Bewährt auf Reisen und nach Antibiotika-Einnahme: **Okoubaka D2, 4× bis 6× tgl. 5 Tr.**

> Übelkeit, ranziges Aufstoßen, bitteres Erbrechen nach Fettem, Eis und Durcheinanderessen. Es besteht Verlangen nach frischer Luft und Abneigung geben Wärme und Hitze: **Pulsatilla D12, 3× tgl. 1 Tabl.**

> Übelkeit, vergeblicher Würge- und Brechreiz, saures Aufstoßen, katerartige Kopfschmerzen durch ungesunde Lebensweise, Alkohol, Arzneimittel und Chemotherapie. Sie verlangen nach Wärme: **Nux vomica D12, 3× tgl. 1 Tabl.**

> Übelkeit, Erbrechen, Sodbrennen und Magenvölle nach Überessen sowie durch fette oder saure Speisen und Wein. Typisch sind pappiger Mundgeschmack, eine Zunge mit dickem, weißem Belag und eingerissene Mundwinkel: **Antimonium crudum D12, 3× tgl. 1 Tabl.**

Siehe auch: Blähungen (Seite 58), Übergewicht (Seite 121), Verstopfung (unten)

Verstopfung

> Untätigkeit des Mastdarms mit hartem oder trockenem Stuhl. Mühevoller Stuhlabgang selbst bei weichem Stuhl. Sie müssen heftig drücken und pressen. Meist kleiner, knotiger, trockener Stuhl, mit rissigem, wundem After. Oftmals besteht gieriger Appetit, Kartoffeln und Alkohol werden aber nicht vertragen. Bewährt bei mageren Menschen mit trockener, rissiger Haut und ebensolchen Schleimhäuten sowie mit lähmungsartiger Schwäche und Müdigkeit: **Alumina D12, 2× tgl. 1 Tabl.**

DARMFLORA AUFBAUEN

Im Darm ist ein Großteil unseres Immunsystems zu Hause. Bei anhaltenden Durchfällen, Blähungen sowie nach Antibiotika-Einnahme ist es sinnvoll, mit Hilfe geeignete Präparate die Darmflora gezielt zu sanieren. Lassen Sie sich von Ihrem Arzt, Heilpraktiker oder Apotheker beraten.

> »lähmungsartige« Verstopfung. Untätigkeit des Darms: die Ver-dauung liegt völlig lahm; für Tage kein Stuhldrang. Bauch-krämpfe. Bewährt bei Verstopfung nach Schreck (anfangs auch unwillkürlicher Stuhlabgang), Ärger, anhaltenden Schmerzen, nach Narkose und Operationen: **Opium D12, 2× tgl. 1 Tabl.**

> kein Stuhldrang. Wenn, dann knotiger, harter Stuhl, oft mit Schleimbeimengungen und schmerzhaften Fissuren am After. Oftmals bestehen übelriechende Blähungen. Passt zu überge-wichtigen Menschen mit trockener Haut, Hautausschlägen, Na-gelstörungen und Schilddrüsenunterfunktion: **Graphites D12, 2× tgl. 1 Tabl.**

> krampfartiger, vergeblicher Stuhldrang trotz Drückens und Pressens. Sie haben das Gefühl, nach dem Stuhlgang nicht fer-tig zu sein, verbringen Stunden auf dem Klo, sind reizbar und ärgerlich. Verstopfung durch verdorbene Lebensmittel, Arznei-mittel- oder Abführmittelmissbrauch. Oft durch sitzende Le-bensweise mit zu viel Kaffee, Nikotin und Stress beziehungsweise auf Reisen: **Nux vo-mica D12, 2× tgl. 1 Tabl.**

> Verstopfung und Durchfall im Wechsel. Mit übelriechenden Blähungen. Der Durchfall treibt Sie meist morgens aus dem Bett. Oft sind Hämorrhoiden vorhanden, mit bren-nenden, wunden Schmerzen im After. Oft auch rote Lippen. Bewährt nach Antibioti-ka-Einnahme: **Sulfur D12, 2× tgl. 1 Tabl.**

Wadenkrämpfe

> nächtliche Wadenkrämpfe, besser durch Wärme, heißes Bad, Druck und Reiben: **Magnesium phosphoricum D6, 3× tgl. 1 Tabl.** (auch als Schüßler-Salz)

> Waden-, Muskelkrämpfe sowie Zuckungen, schlimmer bei heißem Wetter: **Cuprum metallicum D12, 2× tgl. 1 Tabl.**

Warzen

> an Fußsohlen, Zehen, Fingern und Handflächen. Es sind harte, hornige Warzen, meist flach, mit glatter oder brüchiger Oberfläche. Sie treten einzeln oder in Haufen auf. Häufig auch Hornhautschwielen und deformierte Nägel. Bewährt bei Dornwarzen: **Antimonium crudum D12, 2× tgl. 1 Tabl.**

> an Händen, Fingern, Gesicht, Augenlidern und Nase. Es sind harte, gezackte oder gestielte Warzen, die auch groß und fleischig sein können. Sie sind sehr berührungsempfindlich, fangen leicht zu bluten an oder entzünden sich, nässen, eitern und verkrusten: **Causticum D12, 2× tgl. 1 Tabl.**

> an Fußsohlen, Händen, Armen und im Gesicht. Es sind große flache, glatte und weiche Warzen, die auch gestielt sein können. Häufig bei Menschen, die durch Feuchtigkeit und Kälte rasch krank werden: **Dulcamara D6, 3× tgl. 1 Tabl.**

> an Körperöffnungen (Lippen, Anus, Vagina), an Händen, Gesicht und Genitalien. Es sind große, weiche, zackige oder raue Warzen, die leicht bluten, nässen, stechen, brennen oder jucken: **Acidum nitricum D12, 2× tgl. 1 Tabl.**

> an Fingern, Händen, Hals, Gesicht, Rücken, Anus, Genitalien. Es sind fleischige, einzeln oder in Gruppen stehende und berührungsempfindliche Warzen mit rissiger Oberfläche und von dunkler, gelbbrauner Farbe. Sie sind klein oder groß, gestielt oder blumenkohlartig und können nässen. Auch bei Darm- oder Gebärmutterpolypen: **Thuja D12, 2× tgl. 1 Tabl. und als Tinktur äußerlich.**

Wechseljahresbeschwerden

> Hitzewallungen und Schweißausbrüche bei der geringsten Anstrengung. Sie fühlen sich ausgelaugt, apathisch und doch sehr gereizt; alles (Familie, Job) ist zu viel. Abneigung gegen und Schmerzen beim Sex. Senkungsgefühl. Braune Flecken im Gesicht. Kräftige Bewegung (z. B. Tanzen) bessert das Allgemeinbefinden: **Sepia D12, 2× tgl. 1 Tabl.**

SALBEI GEGEN ÜBERMÄSSIGES SCHWITZEN

Die Pflanzenheilkunde empfiehlt bei vermehrter Schweißproduktion Salbeitee. Dazu bereiten Sie sich einen Aufguss aus dem frischen oder getrockneten Kraut und trinken täglich bis zu drei Tassen.

> nächtliches Schwitzen. Sie vertragen keine stickige Zimmerwärme, sind sehr launisch, weinerlich, möchten nicht alleine sein und suchen Zuspruch. Ihre Beschwerden sind wechselhaft, keine Periode gleicht der anderen. Alles wird schlechter durch Hitze: **Pulsatilla D12, 2× tgl. 1 Tabl.**

> Schweißausbrüche und Hitzewallungen wechseln sich mit Frieren ab. Sie vertragen nichts Enges an Hals und Körper. Sie reden viel und schnell, fühlen sich überreizt, streitsüchtig und eifersüchtig. Bei verspäteter Periode sind alle Beschwerden (wie Kopfschmerzen, Gereiztheit, Unterleibsschmerzen) schlimmer (Sie könnten dann »aus der Haut fahren«) und lassen mit dem Einsetzen der Monatsblutungen schlagartig nach. Nach dem Schlaf fühlen Sie sich besonders schlecht: **Lachesis D12, 2× tgl. 1 Tabl.**

> Hitzewallungen mit heiß-rotem Gesicht, Bluthochdruck sowie mit heißen, brennenden Händen und Füßen. Sie neigen zu Migräne mit Übelkeit und Erbrechen und sind oft ungeduldig und cholerisch gereizt: **Sanguinaria D12, 2× tgl. 1 Tabl.**

> unerträglich heiße Füße nachts: Sie strecken die Füße aus dem Bett oder decken sich ganz auf. Häufig auch Hautjucken bei trockener, schuppiger, unreiner Haut. Körperöffnungen wie Mund und After sind gerötet. Sie neigen zur Unordnung, vertragen langes Stehen nicht und leiden unter Schwächeanfällen mit Heißhunger gegen 11 Uhr vormittags: **Sulfur D12, 2× tgl. 1 Tabl.**

Zahnfleischbeschwerden

Anhaltende Probleme mit dem Zahnfleisch und dem Zahnhalteapparat gehören zahnärztlich abgeklärt. Darüber hinaus können folgende homöopathische Mittel helfen:

> starke Speichelbildung und unangenehmer Mundgeruch. Zahnfleisch oder Zunge sind schwammig geschwollen und entzündet, die Zunge ist schleimig belegt mit Zahneindrücken. Bewährt bei Geschwüren, blutendem Zahnfleisch, lockeren Zähnen, entzündeter Zahnwurzel: **Mercurius solubilis D12, 2× tgl. 1 Tabl.**

GU-ERFOLGSTIPP

Zusätzlich zu dem passenden homöopathischen Mittel hilft bei entzündetem Zahnfleisch und bei Druckstellen durch Zahnprothesen die äußerliche Behandlung des Zahnfleisches mit Hypericum-Tinktur im Wechsel mit Calendula-Tinktur. Beides leicht verdünnt auftupfen oder als Mundspülung im Verhältnis 1:10 mit Wasser verdünnt durchführen. Diese Anwendung kann bei Bedarf durchgeführt werden. Die homöopathische Behandlung wird dadurch nicht beeinträchtigt. Vorbeugend hilft es, die Zahnzwischenräume zweimal täglich mit einem Interdentalbürstchen (erhältlich in Apotheke oder Drogeriemarkt) zu reinigen. Auf diese Weise wird verhindert, dass Speisereste zwischen den Zähnen verbleiben und Bakterien als Nahrung dienen.

> schmerzhafte, blutende Risse am Übergang von der Schleimhaut zu den Lippen sowie eingerissene Mundwinkel: **Acidum nitricum D12, 2× tgl. 1 Tabl.**

> Sie vertragen die Haftcreme Ihrer Zahnprothese nicht und bekommen einen Bläschenausschlag. Schmerzhafte Zahnfleischabszesse mit bitterem Geschmack im Mund: **Borax D6, 3× tgl. 1 Tabl.**

> sich zurückbildendes, entzündetes Zahnfleisch, die Zähne lockern sich, die Zahnhälse sind empfindlich. Auch bei Zahn- und Knochenfisteln mit eitrigem Sekret. Wärmeanwendungen bessern: **Silicea D6, 3× tgl. 1 Tabl.**

> Zahnfleischentzündung bei Kieferschwund und kariösen Zähnen mit vielen Füllungen: **Calcium fluoratum D12, 2× tgl. 1 Tabl.** (auch als Schüßler-Salz)

> schneller Zerfall der Zähne: schwarze, faulige Zähne mit ständig und leicht blutendem, schwammigem Zahnfleisch, fauliger Mundgeruch und Speichelfluss: **Kreosotum D12, 2× tgl. 1 Tabl.**

Zellulitis: siehe Falten, Seite 66

Zungenbrennen: siehe Mundschleimhautentzündung, Seite 92

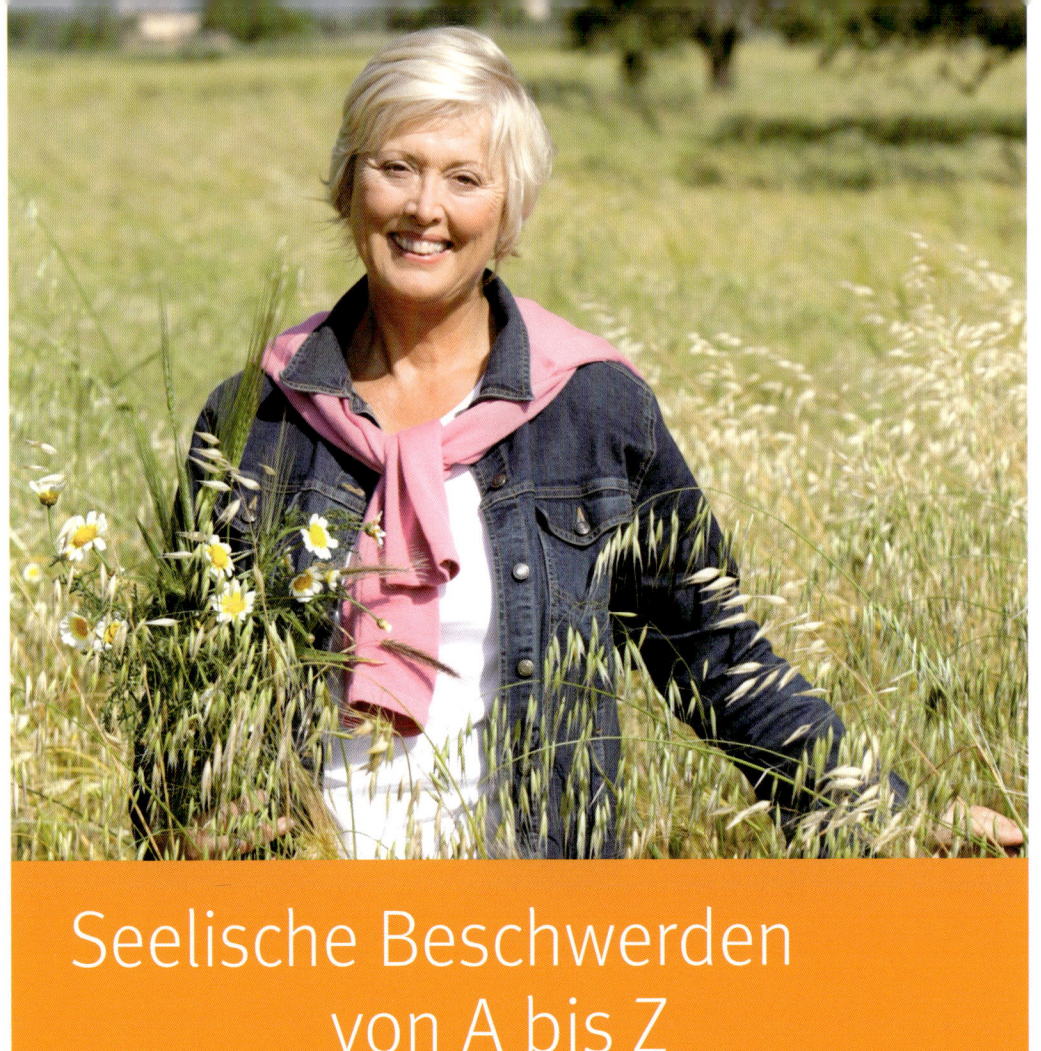

Seelische Beschwerden von A bis Z

Im zweiten Abschnitt des Beschwerdeteils finden Sie die wichtigsten Homöopathika bei psychischen Beschwerden sowie bei Problemen, die den Menschen in seinem gesamten Befinden beeinflussen und beeinträchtigen. In der Homöopathie, die, anders als die Schulmedizin, nie die vollkommene Trennung zwischen Körper und Seele vollzogen hat, spielen die »Geistessymptome« seit je eine tragende Rolle. Hahnemann und dessen Nachfolger sprechen von den Gemütssymptomen.

Ängste, Panik, Unruhe

Anhaltende oder sehr starke Ängste gehören medizinisch-psycholo-
gisch abgeklärt.

> akute Panikattacke, Schock, Todesangst. Plötzlicher, heftiger Angstanfall: Sie glauben, sterben zu müssen. Mit Herzjagen und Bluthochdruck. Nach seelischem Schock, aber auch bei einem Herzanfall oder bei Platz- und Flugangst: **Aconitum D12, anfangs alle 10 Min. 1 Tabl.**

> nervöse Angst vor bevorstehenden Ereignissen (z.B. eine Reise oder Operation). Sie sind hektisch, zittrig und fahrig, haben Magenschmerzen und Durchfall. Es besteht gieriges Verlangen nach Süßem. Viele Phobien wie Reise-, Höhen-, Tiefen-, Flug- oder Platzangst sowie Angst vor Krankheit und Krankenhaus: **Argentum nitricum D12, 2× tgl. 1 Tabl.**

> Angst wie gelähmt, mit zittriger Schwäche, Durchfall, Blasenschwäche. Folgen von Aufregung und bevorstehenden Ereignissen. Sie haben ein rotes Gesicht und das Gefühl, Ihr Herz bleibe stehen. Sie müssen sich bewegen: **Gelsemium D12, 2× tgl. 1 Tabl.**

> Panikattacken: Große innere Angst und Unruhe lassen Sie nicht ruhig sitzen. Sie müssen wie getrieben auf- und abgehen. Sie fühlen sich schwach und kalt, verlangen nach Wärme und warmen Getränken. Alleinsein und Dunkelheit verschlimmern Ihre Beschwerden. Typisch ist eine panische Angst um die Gesundheit und ein Perfektionswahn: **Arsenicum album D12, 2× tgl. 1 Tabl.**

> Sie sind sehr ängstlich und schreckhaft. Aufregung, Vorahnungen und Kummer lösen nervöse Angst und Unruhe aus. Das geringste Geräusch schreckt Sie auf. Sie haben eine lebhafte Fantasie und häufig heftiges Herzklopfen. Sie sind nervös, schlank, zittrig, müssen häufig einmal etwas essen und brauchen regelmäßige Ruhephasen: **Phosphorus D12, 2× tgl. 1 Tabl.**

GU-ERFOLGSTIPP

Bei Ängsten, Panikattacken, Schreck, Schock und Unruhe haben sich neben der Homöopathie auch die Notfalltropfen der Bachblüten bewährt. Geben Sie bei Bedarf 3 Tropfen auf die Zunge oder besser 10 Tropfen in ein halbes Glas Wasser und leeren Sie dieses schluckweise.

Appetitlosigkeit

> durch Kummer, z. B. den Verlust eines geliebten Wesens. Abneigung gegen Essen. Kloßgefühl im Hals. Sie seufzen viel und Ihre Stimmung ist sehr wechselhaft: **Ignatia D12, 2× tgl. 1 Tabl.**

> Appetitverlust mit fortschreitender Abmagerung und Gewichtsverlust bei schwächenden chronischen Krankheiten; dabei ängstliche Unruhe und Verlangen nach Wärme: **Arsenicum album D12, 2× tgl. 1 Tabl.**

> appetitsteigerndes Mittel. Sie sind blass, müde, schnell erschöpft, infektanfällig, hohläugig. Ihre untere Körperhälfte nimmt sichtbar schneller ab als die obere: **Abrotanum D4, 3× tgl. 1 Tabl.**

> Appetitverlust nach erschöpfenden Krankheiten und/oder dem Verlust von Körperflüssigkeiten (Durchfall, Blut, Schweiß): **China D6, 3× tgl. 1 Tabl.**

LICHT HELLT DIE STIMMUNG AUF
Depressionen sind oft jahreszeitlich bedingt und treten verstärkt in den dunklen Herbst- und Wintermonaten auf. Eine Lichttherapie sowie regelmäßige Spaziergänge an der Sonne helfen, den Zustand zu verbessern.

Depressive Verstimmung, Niedergeschlagenheit, Antriebsschwäche

Depressionen bedürfen – außer in ihrer mildesten Form – kompetenter, medizinisch-psychologischer, bei Suizidgedanken auch psychiatrischer Betreuung.

> Folge von frischem Kummer, Sorgen, Leid. Nach dem Verlust eines geliebten Wesens, auch bei Ortswechsel und Heimweh. Ihre Stimmung ist sehr wechselhaft, Sie seufzen und gähnen viel, haben ein Kloßgefühl im Hals. Lachen und Weinen wechseln sich ab. Dabei oft Magenkrämpfe, Durchfall oder Kopfschmerzen: **Ignatia D12, 3× tgl. 1 Tabl.**

> Folge von altem Kummer, Sorgen, Leid. Sie lehnen Mitleid und Hilfe ab und möchten alleine sein. Sie ziehen sich zurück und werden verschlossen, reizbar, nachtragend (können nur schwer verzeihen) und sind schnell verletzt. Sie können die Vergangenheit nicht loslassen: **Natrium chloratum (muriaticum) D12, 2× tgl. 1 Tabl.**

> apathische Resignation. Alles ist Ihnen egal. Sie können sich nicht konzentrieren, fühlen sich körperlich und geistig schwach.

Folge von Kummer, Stress, geistiger Über-anstrengung, Burnout: **Acidum phospho-ricum D6, 3× tgl. 1 Tabl.**

> Sie sind sehr weinerlich und launisch, wollen nicht alleine sein und klammern sich an andere. Es geht Ihnen deutlich besser, wenn Sie Zuspruch und Trost erhalten und in Gesellschaft sind. Stickige Räume wie auch fettes Essen vertragen Sie nicht: **Pulsatilla D12, 2× tgl. 1 Tabl.**

> Reizbarkeit, Depression und apathische Resignation. Sie fühlen sich entweder emotional gestaut oder körperlich und geistig ausgelaugt. Sie wollen Ihre Ruhe von Beruf und Familie, wünschen, alleine zu sein, und fühlen sich leicht angegriffen. Oft besteht eine Abneigung gegen Sex. Bewährtes Mittel in den Wechseljahren: **Sepia D12, 2× tgl. 1 Tabl.**

> Angstgefühle, innere Unruhe und Niedergeschlagenheit wechseln sich ab. Sie sind voller Sorgen und Verzweiflung, haben Angst um die Gesundheit, fühlen manchmal Panik in sich aufkommen, sind dann aber auch wieder euphorisch, übermütig und redefreudig. Leiden häufig unter Nackenschmerzen. Bewährt während der Wechseljahre: **Cimicifuga D12, 2× tgl. 1 Tabl.**

> Verlust des Selbstwertgefühls mit Resignation und Lebensüberdruss. Angst, mit dem Stress des Berufs oder Alltags nicht mehr fertig zu werden. Sie leiden unter einem schwachen Gedächtnis und vermeiden neue Situationen. Sie vertragen keinerlei Widerspruch, können sehr rechthaberisch sein und lassen Ihren Frust an Schwächeren aus. Sie sind eher blass: **Lycopodium D12, 2× tgl. 1 Tabl.**

> Lebensüberdruss, Hoffnungslosigkeit, Verzweiflung und Melancholie aufgrund des Verlustes von Ansehen, Geld, Respekt, Liebe oder Macht. Sie fühlen sich wertlos, schuldig und als Versager, können aber auch schreckliche Wutausbrüche haben. Sie neigen zu einem dunkelroten Gesicht, klopfenden Kopf-

TIPP: Aus der Praxis

Bei leichten bis mittelschweren Depressionen haben sich hochdosierte, pflanzliche Johanniskraut-Präparate (aus der Apotheke) bewährt. Deren Wirksamkeit wurde in mehreren Studien belegt und steht chemischen Antidepressiva in nichts nach. Wegen Neben- und Wechselwirkungen lassen Sie sich bitte von Heilpraktiker, Apotheker oder Arzt beraten. Johanniskraut-Präparate sind nach wie vor erstattungsfähig.

schmerzen und Bluthochdruck: **Aurum metallicum D12, 2× tgl. 1 Tabl.**

> depressive Verstimmung im Alter mit Angst- und Spannungssowie mit Erschöpfungszuständen, Schlafstörungen und Schwindel. Sie fühlen sich deprimiert, emotional gestaut, leicht genervt und kaputt: **Piper methysticum D4, 3× tgl. 15 Tr.**

Erschöpfung und Schwäche

> nach körperlicher Überanstrengung. Sie fühlen sich kaputt, zerschlagen, wie geprügelt: **Arnica D12, 2× tgl. 1 Tabl.**

> große Schwäche und Unruhe. Trotz der Schwäche wollen Sie sich ständig bewegen, sind verfroren, zittrig und ängstlich. Bewährt nach (chronischer) Krankheit, besonders nach Brechdurchfall. Sie haben ein starkes Verlangen nach Wärme, Durst auf warme Getränke und ein eingefallenes, blasses Gesicht: **Arsenicum album D12, 2× tgl. 1 Tabl.**

> nach lang anhaltenden Krankheiten oder dem Verlust von Körperflüssigkeiten. Ihr Gesicht ist mal blass, mal rot. Sie sind sehr nervös, leiden unter starken Schweißausbrüchen, sind extrem licht- und geräuschempfindlich. Ruhe, Schlaf und Essen sind nicht erholsam: **China D6, 3× tgl. 1 Tabl.**

> Schwäche und Erschöpfungszustände nach Krankheit oder Überarbeitung. Sie sind müde, zittrig, kaputt und äußerst wetterfühlig. Großer Durst auf Kaltes. Ruhe sowie Schlaf erfrischen. Oft sieht man Ihnen die Schwäche nicht so recht an: **Phosphorus D12, 2× tgl. 1 Tabl.**

> Mittel für die total erschöpfte Frau: Beruf, Haushalt und Familie werden Ihnen zu viel. Oft besteht auch eine Rücken- und Unterleibsschwäche mit Schmerzen und Senkungsbeschwerden: **Helonias dioica D6, 3× tgl. 1 Tabl.**

> Schwäche mit Schweißausbrüchen, rascher Ermüdbarkeit und Kreuzschmerzen. Sie sind sehr empfindlich gegen Kälte, Lärm und

BEWÄHRTES FRAUENMITTEL

Helonias dioica, auch falsches Einkorn genannt, ist ein Liliengewächs und wird vor allem in der Frauenheilkunde eingesetzt, und zwar in erster Linie bei Menstruations- und Gebärmutterbeschwerden.

Gerüche, sehr pflichtbewusst, neigen zum Schwarz-Weiß-Denken und haben Tränensäcke: **Kalium carbonicum D12, 2× tgl. 1 Tabl.**

siehe auch: Leistungsschwäche (unten)

Leistungsschwäche, Müdigkeit, Burnout

> zittrige Schwäche nach grippalem Infekt, Kummer, Sorgen, Ängsten und Stress. Sie fühlen sich müde, benommen, wie gelähmt und können kaum die Augen aufhalten. Bewährt bei Frühjahrsmüdigkeit, Sommergrippe und Föhn: **Gelsemium D12, 2× tgl. 1 Tabl.**

> schnelle Ermüdung, mangelndes Durchhaltevermögen als Folge von Überforderung und akuten Virusinfektionen. Sie sind appetitlos, vergesslich, mürrisch. Alles ist Ihnen zu viel. Typisch ist ein starkes Verlangen nach Geräuchertem: **Calcium phosphoricum D6, 3× tgl. 1 Tabl.**

> Müdigkeit und Schwäche durch Kummer, Sorgen und in der Rekonvaleszenz. Kurzer Schlaf tut gut. Sie schlafen tagsüber schnell einmal ein, nicken weg, sind gedächtnisschwach, zerstreut, unkonzentriert: **Acidum phosphoricum D6, 3× tgl. 1 Tabl.**

> kraftlos, schwach, müde, unkonzentriert, vergesslich, nervös, ängstlich, schreckhaft. Sind haben keinen Appetit, dafür aber einen schlechten Mundgeschmack. Bewährt bei schlanken Menschen, nach Krankheiten und wenn Wetterwechsel, Föhn oder Geschlechtsverkehr nicht gut tun: **Kalium phosphoricum D6, 3× tgl. 1 Tabl.**

> Schwäche und Schwindel als Folge von Schlafmangel, gestörtem Schlaf-Wach-Rhythmus (Nachtwachen, Schichtarbeit oder Zeitverschiebung), Aufregung, Kummer, Sorgen. Sie leiden unter zittriger, lähmender Schwäche in Armen, Beinen oder Nacken sowie an Schwindel (mit Übelkeit und Erbrechen) bei jeder Bewegung (Reisekrankheit). Sie sind überempfindlich, gereizt, verfroren sowie tagsüber müde und nachts wach: **Cocculus D6, 3× tgl. 1 Tabl.**

siehe auch: Erschöpfung (Seite 118)

Schlafstörungen

Anhaltende Schlafstörungen gehören abgeklärt. Organische Ursachen wie beispielsweise eine Schilddrüsenstörung müssen stets ausgeschlossen werden.

PFLANZLICHER TRANQUILIZER

Die Passionsblume gilt als mildes Beruhigungsmittel. Besonders wertvoll ist sie bei Nervosität, Spannungen, Reizbarkeit und Schlaflosigkeit.

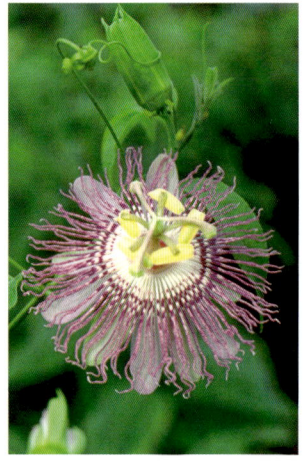

> Sie fühlen sich erschöpft und können sich nicht konzentrieren: **Avena sativa D2, 3× tgl. 5 Tr. und abends 15 bis 20 Tr.**

> allgemein bei Schlafstörungen mit Stress und Nervosität. Auch bewährt, wenn Sie über längere Zeit Schlaftabletten eingenommen haben und diese absetzen möchten: **Passiflora D2, 3× tgl. 5 Tr. und abends 15 bis 20 Tr.**

> Ihr Zustand erinnert an eine »Überdosis« Kaffee (gegen die das Mittel übrigens gut hilft): Aufregung und Gedankenfülle, Ihre Sinne sind überreizt, Sie können nicht abschalten, leiden evtl. unter Herzklopfen, Schweißausbruch und neigen zu migräneartigen Kopfschmerzen: **Coffea D12, 2× tgl. 1 Tabl.**

> ängstliche Schlaflosigkeit im Alter oder starke, plötzliche Angst und Panik. Sie schrecken aus dem Schlaf auf, haben heftiges Herzklopfen und Atembeklemmungen und meinen, sterben zu müssen: **Aconitum D12, akut alle 5 Min., sonst 2× tgl. 1 Tabl.**

> durch (beruflichen) Kummer, Sorgen und Ängstlichkeit. Sie sind ein sensibler, schüchterner, zart besaiteter Mensch; reagieren auf alles sehr empfindlich, erröten schnell und wirken leicht nervös und aufgeregt. Schon kleine Probleme und Sorgen lassen Sie keine Ruhe finden. Sie sind dann schnell niedergeschlagen und erschöpft: **Ambra D4, 3× tgl. 1 Tabl.**

> lange anhaltender Schlafmangel, gestörter Schlaf-Wach-Rhythmus (bei Schichtarbeit, Zeitverschiebung, Jetlag, Nachtwachen). Sie sind tagsüber todmüde, müssen dauernd gähnen, vor Müdigkeit ist Ihnen schwindelig und übel. Abends können Sie trotz Müdigkeit nicht einschlafen oder Sie wachen immer wieder auf: **Cocculus D6, 3× tgl. 1 Tabl.**

> nervöse Unruhe, innere Anspannung, Muskelzuckungen, nächtliches Zähneknirschen, schlechte Träume. Ihre Beine sind in ständiger Bewegung. Tagsüber sind Sie schläfrig, nachts schlaflos: **Zincum metallicum D12, 2× tgl. 1 Tabl.**

> Folge von Sorgen und innerer Unruhe. Sie sind müde und erschöpft, doch Ihre innere Unruhe treibt Sie umher. Sie haben sorgenvolle Gedanken, schrecken voller Angst aus dem Schlaf auf und haben panische Angst um Ihre Gesundheit oder vor dem Alleinsein. Sie sind verfroren und verlangen nach Wärme. Bewährt bei ausmergelnden Krankheiten: **Arsenicum album D12, 2× tgl. 1 Tabl.**

> Folge von ungesundem Lebensstil, Stress sowie Nikotin-, Kaffee- oder Medikamentenmissbrauch. Ihr Nervensystem ist überreizt. Sie essen spätabends, gehen spät ins Bett, können nicht abschalten, nicht einschlafen und wachen frühzeitig und übel gelaunt wieder auf: **Nux vomica D12, 2× tgl. 1 Tabl.**

Übergewicht

> homöopathischer Appetitzügler: **Madar D4, 3× tgl. 1 Tabl.**

> wenn Sie trotz strikter Diät nicht abnehmen. Bei Kropf, vergrößerter Schilddrüse und Schilddrüsenunterfunktion: **Fucus vesiculosus D1, 3× tgl. 15 Tr.**

> Sie sind eher ruhig und schüchtern, haben starken Appetit. Typisch ist ein Verlangen nach Eiern und eher eine Abneigung gegen Milch. Sie schwitzen schnell und neigen zu Erkältungen: **Calcium carbonicum D12, 2× tgl. 1 Tabl.**

> Sie haben einen gierigen Appetit und neigen dazu, sich zu überessen, eventuell mit Blähungen, Übelkeit, saurem Aufstoßen und Würgen. Typisch sind offene Mundwinkel, Hautschwielen und Nagelstörungen. Sie sind sentimental und romantisch, besonders bei Mondlicht: **Antimonium crudum D12, 2× tgl. 1 Tabl.**

> Sie sind ein träger, antriebsloser Mensch mit Schilddrüsenunterfunktion, Verstopfung, Fissuren am After, trockener, rissiger Haut und Nagelstörungen: **Graphites D12, 2× tgl. 1 Tabl.**

HOMÖOPATHISCHE ESSBREMSE

Das homöopathische Mittel Madar wird aus der getrockneten Wurzelrinde eines fast drei Meter hohen baumartigen Strauches gewonnen, der in Indien und im südlichen China beheimatet ist. Das Mittel wirkt regulierend auf das Sättigungs- und Hungerzentrum im Zwischenhirn und verringert nachweislich die Esslust. Es zeichnet sich durch seine gute Verträglichkeit aus und eignet sich daher zur Langzeitanwendung.

Vergesslichkeit, Konzentrationsstörungen

Ausgeprägte Beschwerden gehören fachlich abgeklärt.

> nach Kummer und Sorgen sowie bei geistiger oder körperlicher Überlastung. Sie sind müde und erschöpft, doch kurzer Schlaf erquickt. Sie vergessen Gelesenes oder was Sie sagen wollten, wirken teilnahmslos, apathisch und müde, schlafen beim Lesen ein: **Acidum phosphoricum D6, 3× tgl. 1 Tabl.**

> Gedächtnisstörungen im Alter. Sie vergessen Gesagtes und was Sie sagen oder tun wollten. Sie können sich nicht konzentrieren, sind scheu und schüchtern, ängstlich oder niedergeschlagen. Bewährt bei Zerebralsklerose (Durchblutungsstörung des Gehirns): **Barium carbonicum D12, 2× tgl. 1 Tabl.**

> zunehmende Vergesslichkeit im Alter und bei Sorgen. Sie vergessen Gelesenes, sind ein schüchterner Mensch, der schnell errötet und auf alle äußeren Einflüsse sensibel reagiert, unter Schlaflosigkeit und gedrückter Stimmung leidet und bei Musik weint: **Ambra D4, 3× tgl. 1 Tabl.**

> schlechtes Gedächtnis mit zunehmendem Alter, besonders für Namen, aber auch für Gelesenes und für Worte. Sie machen Fehler beim Schreiben, lassen Buchstaben aus, verdrehen oder verwechseln sie: **Lycopodium D12, 2× tgl. 1 Tabl.**

> schlechtes Gedächtnis, besonders für das Datum und für Worte. Ihnen unterlaufen Schreibfehler. Körperliche und geistige Schwäche mit Zittrigkeit. Beim Gehen verlässt Sie plötzlich die Kraft oder Sie bekommen beim Hinlegen oder beim Drehen des Kopfes Schwindelanfälle: **Conium D12, 2× tgl. 1 Tabl.**

> Sie sind unfähig, sich zu konzentrieren, und vergessen Gelesenes. Geistige Arbeit bereitet Ihnen Kopfschmerzen. Sie haben ein schlechtes Namensgedächtnis, sind äußerst gereizt, werden schnell ausfällig, fluchen und schimpfen. Essen bessert alle Beschwerden, auch das Gemüt: **Anacardium D12, 2× tgl. 1 Tabl.**

> Sie sind gestresst, schlecht im Rechnen, verlieren beim Lesen den Faden. Sie sind oftmals überarbeitet, überreizt und greifen zu Aufputsch- (Kaffee, Nikotin) und Schmerzmitteln sowie zu Alkohol: **Nux vomica D12, 2× tgl. 1 Tabl.**

GU-ERFOLGSTIPP

Die pflanzliche Therapie zur Förderung der Gehirndurchblutung mit Ginkgo-Spezialextrakten hat sich nicht nur beim nachlassenden Gedächtnis und zur Verbesserung der geistigen Leistungsstärke bewährt, sondern auch bei verschiedenen Demenzformen, einschließlich der Alzheimer Krankheit. Sowohl klinische Studien als auch die Praxis haben gezeigt, dass Ginkgo den synthetischen Medikamenten zumindest ebenbürtig ist.

Bücher, die weiterhelfen

Gaus, F.: Wie finde ich das passende Arzneimittel. Haug Verlag, Heidelberg

Sommer, S.: GU Kompass Homöopathie. Gräfe und Unzer Verlag, München

Sommer, S.: Der große GU Kompass Homöopathie. Gräfe und Unzer Verlag, München

Sommer, S.: GU Kompass Homöopathie für Kinder. Gräfe und Unzer Verlag, München

Sommer, S.: GU Kompass Homöopathie in der Schwangerschaft. Gräfe und Unzer Verlag, München

Stumpf, W.: Homöopathie. Gräfe und Unzer Verlag, München

Vithoulkas, G.: Medizin der Zukunft. Wenderoth Verlag, Kassel

Wiesenauer, M.: Homöopathie Quickfinder, Gräfe und Unzer Verlag, München

Adressen, die weiterhelfen

Bund Klassischer Homöopathen Deutschlands e.V. (BKHD), Schäftlarnstr. 162, D-81371 München, www.bkhd.de

Deutsche Gesellschaft für Klassische Homöopathie e.V. (DGKH), Saubsdorferstr. 9, D-86807 Buchloe

Deutsche Homöopathische Union (DHU), Ottostr. 24, D-76227 Karlsruhe, www.dhu.de

Homöopathie-Forum e.V., Grubmühlerfeldstr. 14a+b, D-82131 Gauting, www.homoeopathie-forum.de

Heilpraktikerverband Bayern e.V., Neumarkterstr. 87, D-81673 München, www.heilpraktikerverband-bayern.de

Für Ihre homöopathische Hausapotheke:
Preisgünstige Ledertaschen in verschiedenen Größen samt Zubehör bekommen Sie beim Taschenvertrieb Gegko, R. Yap, Wertinger Str. 4, 86456 Gablingen, E-Mail: mail@gegko.de, www-Adresse: www.gegko.de. Hier können Sie sich Ihre homöopathische Taschenapotheke selbst zusammenstellen. Auf Anfrage nennt Gegko Ihnen auch eine der Ihnen am nächsten gelegenen Apotheken, bei der Sie diese Taschen mit Globuli befüllt bekommen können.

Österreich
Ärztegesellschaft für klassische Homöopathie (ÄKH), Kirchengasse 21, A-5020 Salzburg, www.aekn.at

Österreichische Gesellschaft für homöopathische Medizin (öghm), Mariahilferstr. 110, A-1070 Wien, www.homoeopathie.at

Schweiz
Schweizerische Ärztegesellschaft für Homöopathie (SAHP), Butzibachstr. 31b, CH-6023 Rothenburg, www.sahp.ch

Schweizerische Homöopathie Gesellschaft, Postfach 1050, CH-8134 Adliswil, www.homoeopathie.org

Arzneimittelregister

Beschwerdenregister

Impressum

Programmleitung: Ulrich Ehrlenspiel
Redaktion: Ilona Daiker, Christine Kluge
Bildredaktion: Henrike Schechter
Lektorat: Dorit Zimmermann
Layout: independent Medien-Design (Claudia Hautkappe)
Satz: Uhl + Massopust, Aalen
Herstellung: Petra Roth
Reproduktion: Repro Ludwig, Zell am See
Druck: Firmengruppe APPL, aprinta druck, Wemding
Bindung: Firmengruppe APPL, sellier druck, Freising

Bildnachweis: Cover: Dr. Knapp. Kai Stiepel, München: U4 links, S.8, S. 24, S. 34, S. 38. Jump: U4 rechts, S. 2/3, S. 6/7, S. 18, S. 114. Interfoto: S. 9. Mauritius: S. 22/23, S. 45. Beat Ernst: S. 36, S. 40, S. 47, S. 48, S. 51, S. 74, S. 103, S. 105, S. 120. Focus/SPL: S. 39. Jupiter Images: S. 41. Lavendelfoto: S. 42, S. 43. Corbis: S. 46. Panther Media: S. 49. IFA: S. 50. Plainpicture: S. 52. Roland Spohn: S. 86.

ISBN 978-3-8338-0723-7

Auflage 1/2008

Die **GU**-**Homepage** finden Sie im Internet unter
www.gu-online.de

Umwelthinweis

Dieses Buch wurde auf chlorfrei gebleichtem Papier gedruckt. Um Rohstoffe zu sparen, haben wir auf Folienverpackung verzichtet.

Wichtiger Hinweis

Die Methoden und Anregungen in diesem Buch stellen die Meinung beziehungsweise Erfahrung des Verfasses dar. Sie wurden vom Autor nach bestem Wissen erstellt und mit größtmöglicher Sorgfalt geprüft. Dennoch können nur Sie selbst entscheiden, ob und inwieweit Sie diese Vorschläge umsetzen können und möchten. Keinesfalls können diese jedoch kompetenten medizinischen Rat ersetzen. Lassen Sie sich deshalb in allen Zweifelsfällen durch einen Arzt oder Therapeuten beraten.
Weder Autoren noch Verlag können für eventuelle Nachteile oder Schäden, die aus den im Buch gegebenen praktischen Hinweisen resultieren, eine Haftung übernehmen.

Wir danken …

… der Deutschen Homöopathie Union für die Bereitstellung von Informationen sowie der Medikamente für die Fotoproduktion.

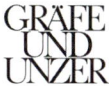

Ein Unternehmen der
GANSKE VERLAGSGRUPPE

Liebe Leserin und lieber Leser,

wir freuen uns, dass Sie sich für ein GU-Buch entschieden haben. Mit Ihrem Kauf setzen Sie auf die Qualität, Kompetenz und Aktualität unserer Ratgeber. Dafür sagen wir Danke! Wir wollen als führender Ratgeberverlag noch besser werden. Daher ist uns Ihre Meinung wichtig. Bitte senden Sie uns Ihre Anregungen, Ihre Kritik oder Ihr Lob zu unseren Büchern. Haben Sie Fragen, oder benötigen Sie weiteren Rat zum Thema? Wir freuen uns auf Ihre Nachricht!

GRÄFE UND UNZER VERLAG

Leserservice
Postfach 86 03 13
81630 München

Wir sind für Sie da!

Montag–Donnerstag:	8.00–18.00 Uhr
Freitag:	8.00–16.00 Uhr

Tel.: 0180-5005054*
Fax: 0180-5012054*

*(0,14 € /Min. aus dem dt. Festnetz/ Mobilfunkpreise können abweichen.)

E-Mail: leserservice@graefe-und-unzer.de

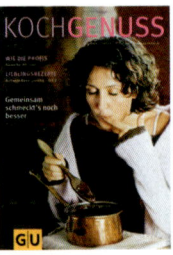
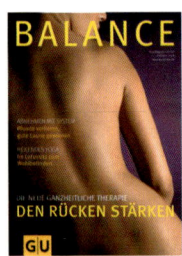

Wollen Sie noch mehr Aktuelles von GU erfahren, dann abonnieren Sie doch unseren kostenlosen GU-Online-Newsletter und/oder unsere kostenlosen Kundenmagazine.

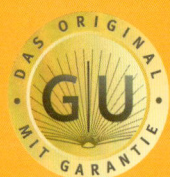

Unsere Garantie

Alle Informationen in diesem Ratgeber sind sorgfältig und gewissenhaft geprüft. Sollte dennoch einmal ein Fehler enthalten sein, schicken Sie uns das Buch mit dem entsprechenden Hinweis an unseren Leserservice zurück. Wir tauschen Ihnen den GU-Ratgeber gegen einen anderen zum gleichen oder einem ähnlichen Thema um.

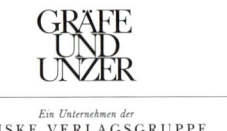

GRÄFE
UND
UNZER

Ein Unternehmen der
GANSKE VERLAGSGRUPPE